OHSAMA BUNKO

骨盤リセット!

奥谷まゆみ

JN282934

三笠書房

「骨盤リセット」で、からだ目覚める！

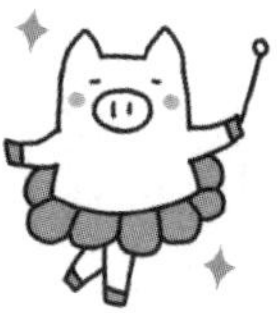

こんにちは！
「からだクリエイトきらくかん」の奥谷まゆみです。
東京の西の端っこ、高尾山のふもとで、女性のこころとからだのつながりを大切にした整体をしています。
整体を通して女性のからだを観ることで、たくさんのことを教えてもらいました。

こころとからだはひとつで
こころが変わるとからだが変わり、からだが変わるとこころも変わることや、
女性のからだのすばらしさ、
本当はとっても**タフで柔軟でパワフル**な女力《オンナヂカラ》、

そしてその中でも**「骨盤の大切さ」**を日々痛感しています。

私たちのからだの真ん中にある骨盤。
大切にしなくちゃいけないところらしい……というのは、みんなもなんとなくわかっているみたいだけど、なぜ大切なのか、どう大切にしたらいいのかは、まだよくわからない人も多いみたいです。

実は、骨盤はダイエットだけでなく、すごい可能性を持っているんです。
骨盤が元気になると、いろんなことに対応できる**柔軟な感性や行動力**が増し、**イキイキと生きるためのカン**もよくなり、パワーも倍増します。

特に女性の骨盤は、からだ全体への影響力が大きくて、
女性は骨盤の調子を整えると、頭痛も腰痛も、イライラも、
今まであったいろんな不調がすべて吹き飛んでしまうんです!

せっかくこんなすばらしい骨盤を持っているのに、気づかずに眠らせたままなんて**もったいない！**

本書で自分の骨盤をリセットして、自由で元気でパワフルな女力を目覚めさせましょう。

ちょっと使い方を変えるだけで、とびきり素敵な私になれる、骨盤マジックを、みなさんにご紹介します！

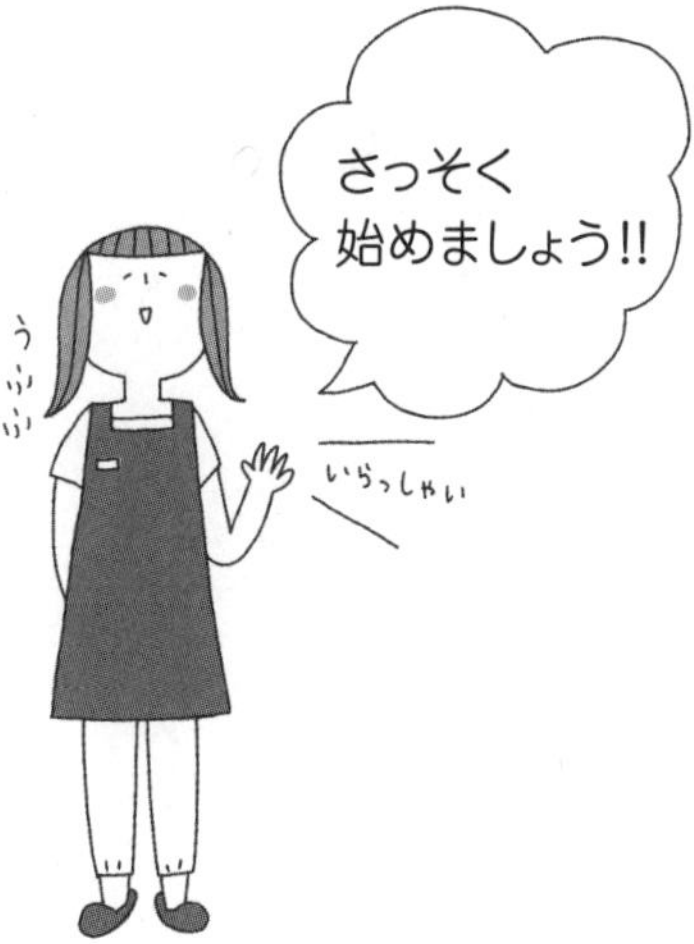

もくじ

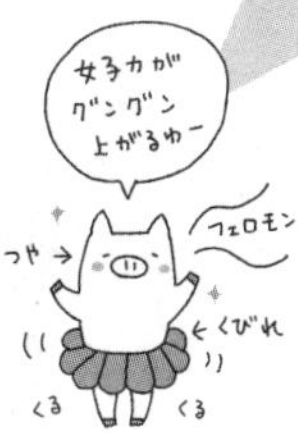

part 1

からだリセットで自分を変える!

——今、あなたに起こっている変化

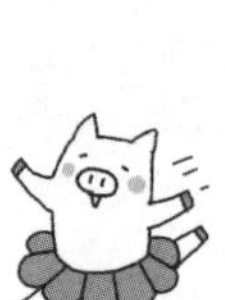

part 2

きれいの秘密は「骨盤」にあった！

――ゆるゆる、ふわふわで魅力全開！

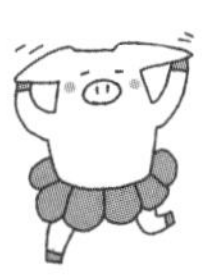

part 3
生理痛、肩こり、腰痛、便秘、むくみと一生サヨナラする方法
――それは驚くほど簡単に!

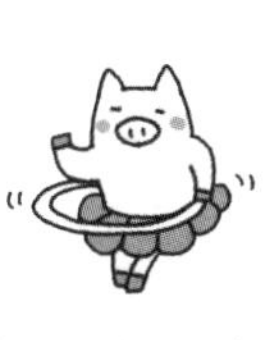

part 4

女の幸せは骨盤で決まる!
――もっと気持ちよくなるためのQ&A

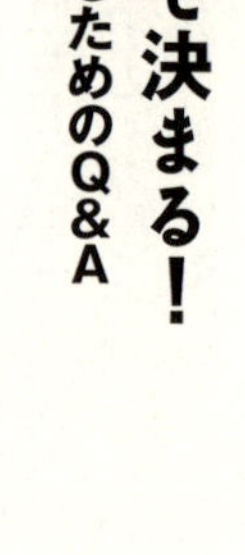

女は毎日、毎月、生まれ変わる！
——「しなやかなからだ」をつくる1カ月レシピ

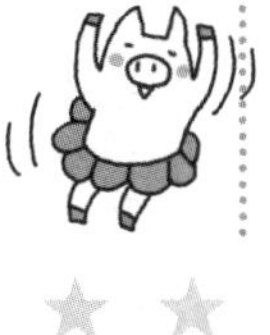

part 5

不思議！　気持ちまでラクに変わっていく！
――生まれ変わったみたいに爽快！

本文イラスト★高村あゆみ

part 1

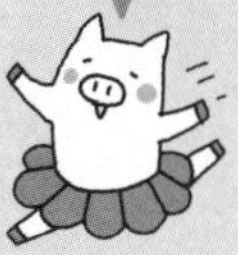

からだリセットで自分を変える！

――今、あなたに起こっている変化

今までの常識、一度捨ててください！

「からだにいいこと」って興味あるよね。

「からだにいい食べ物」「からだにいいサプリメント」「からだにいい歩き方」「からだにいい下着」……テレビや雑誌、ウェブサイトを見ても「からだにいい情報」でいっぱいだし、みんなもいくつかは試したことがあると思います。

巷《ちまた》には「からだにいいこと」の情報がいっぱいあふれている。

なのに、「じゅうぶんいいからだ」にならないのはなぜだと思う？　どうして後から後から新しい「いいからだのための情報」が出てくるんだろう？

それは、**巷の「からだにいいこと」があなたのからだにいいとは限らない**から。人によって日によって「からだにいいこと」というのは変わるんだよね。

私たちのからだは同じように見えても、毎日違う。同じように暮らしているつもりでも、食べるものや、気温や湿度や気圧や、ストレスのかかり具合や、そして女性だったら生理の周期によって毎日変わる。

そして1日1日年齢を積み重ねていくという変化もある。**一瞬として同じからだは存在しない**んです。

昨日の私にはもう会えない。毎日が新しい私。一期《いちご》一会《いちえ》なのよ。

からだって、すごいんです!

じゃあ、**今の私のからだにとっていいこと**、それはどうしたら見つけられるんだろう。

そもそも健康って何だと思う?

風邪をひかないこと? ケガや病気をしないこと?

私も整体を仕事にするまではそう思ってたけど、違ったの。実際にからだを観るようになったら違うことがわかったんだ。

たとえば風邪などの病気は私たちのからだを壊す敵のような存在に思われがちだけど、そうじゃない。**からだを調整するためのとてもよくできた働き**なんだ。

骨折やケガでさえ、上手に養生すれば以前よりもからだがパワーアップすることだってあるんだよ。

からだってね、すごくよくできてるんです。

悪いものを食べれば、吐いたり下痢したりしてちゃんと外に出そうとしてくれる。ばい菌が入ってくれば発熱して殺菌消毒してくれる。

背骨や骨盤が緊張しっぱなしになると、咳を連発してゆるめようとしてくれる。

包丁で指を切れば出血しながら雑菌を洗い流して、かさぶたというバンソウコウまで自然に生《は》えてくる。

どれも「やらなきゃ！」なんて思ってないのにからだが勝手にやってくれるんだ。

「なーんだ！　私たちってもう、はじめから健康なんだ！」

この事実に気づくと、からだの見方がすごく変わるし、生き方もとてもラクになるんです。

「気持ちいい」と感じるだけで驚きの効果!

くり返すけど、からだってほんとによくできていて、いらない働きなんて、ひとつもない。髪の毛や爪が伸びたり、日に当たると肌が焼けたり、汗かくのだって眠くなるのだってそう。不要な働きは進化の過程でみんな退化しちゃうんです。

そしてその働きは、当たり前だけど、生きてるときしか機能しない、つまり**「いのちの働き」**なんだよね。

どれも生きるために、死なないために、働いている。すべてが、「もっとよくなろう」とする働きなんだ。

だから、誰だって**「生きてるだけで完璧!」**なんです。

★「痛い」ときはムリしない

たとえば、痛いとかかゆいとかつらいとか、そういう感覚って、ネガティブにとらえてしまいがちじゃない？　でもね、そんなことはないんだよ。

痛いのもかゆいのも、自分が感じているのは、**どれも大切な、必要な感覚。**痛みがわかるからこそ、からだの異常に気づけるんです。

痛いときには、痛くないようにからだを使おう。

痛くて動けないときは、「動かないでくださいねー」という、からだからのサイン。動かせない間にからだが休んで回復できるんだよ。

つまり、痛いのにがんばるのなんてちっともエラくない。痛いのに無理に使うとどんどん悪くなっちゃうよね。

だから、大切なのは、からだに意識を向けること。**自分の感覚を、どんどん味方につける**ことなんです。

かゆいって感覚も必要だから存在してる。かゆいっていうのは我慢するためだけにあるわけじゃない。

かくと皮膚が赤くなるのは、血行がよくなるから。血行がよくなると活性化されて早く回復する。だから、かゆいときはかいちゃダメなんじゃなくて、力の入れ方を調整したりして**気持ちよく上手にかけばいい**んだよ。

「だって、かくと血が出ちゃうじゃない!」と思った人も心配無用。血が出ることは全然悪くない。ばい菌を押し流したりしながら再生させてくれているんだから。

「かくと痛くなっちゃうよ?」と思った人も大丈夫。「ここからはもうかかなくていいですよ、あとは触らずに回復を待ってくださいね」というサインなんだ。

逆に、普段かきたいときに我慢してかかないと、かきたい要求がモリモリとたまってくるから、いざかきはじめるとメチャクチャなかき方をしちゃう。そうするとかきすぎてしまうんだよね。

「きらくかん」にはアトピーの人もたくさん来る。そんな人はまず、かくことの罪悪感をとってあげる必要がある。「かいてもいいよ、上手にかこうね」って。

そうすると自然にちょうどよくかけるようになってくるんだよ。

もっと元気にきれいになるのは、こんなに簡単

様々ある感覚はどれも大切なものばかりだけど、この感覚の中に今の自分の「からだにいいこと」を見つけるための重要なヒントがある。

それが「快《かい》」という感覚なんだ。

「快」つまり「気持ちいい」という感覚は「こう使うと整いますよ、うまくいきますよ」というすばらしいガイドなんです。

「快」にもいろんなものがあるよね。会社帰りにぱーっとカラオケ行くような発散する快、それもアリなんだけど、ここでいう快はからだの要求に応えたときの快。

それこそ、かゆいところを気持ちよくかいたときのような、好きな人に会いたい！と思ったときに会えたときのような、満たされた気持ちよさなんだよ。

同じ快でも、発散の快は一瞬だけど、満たされる快っていうのは内側からぐんぐん

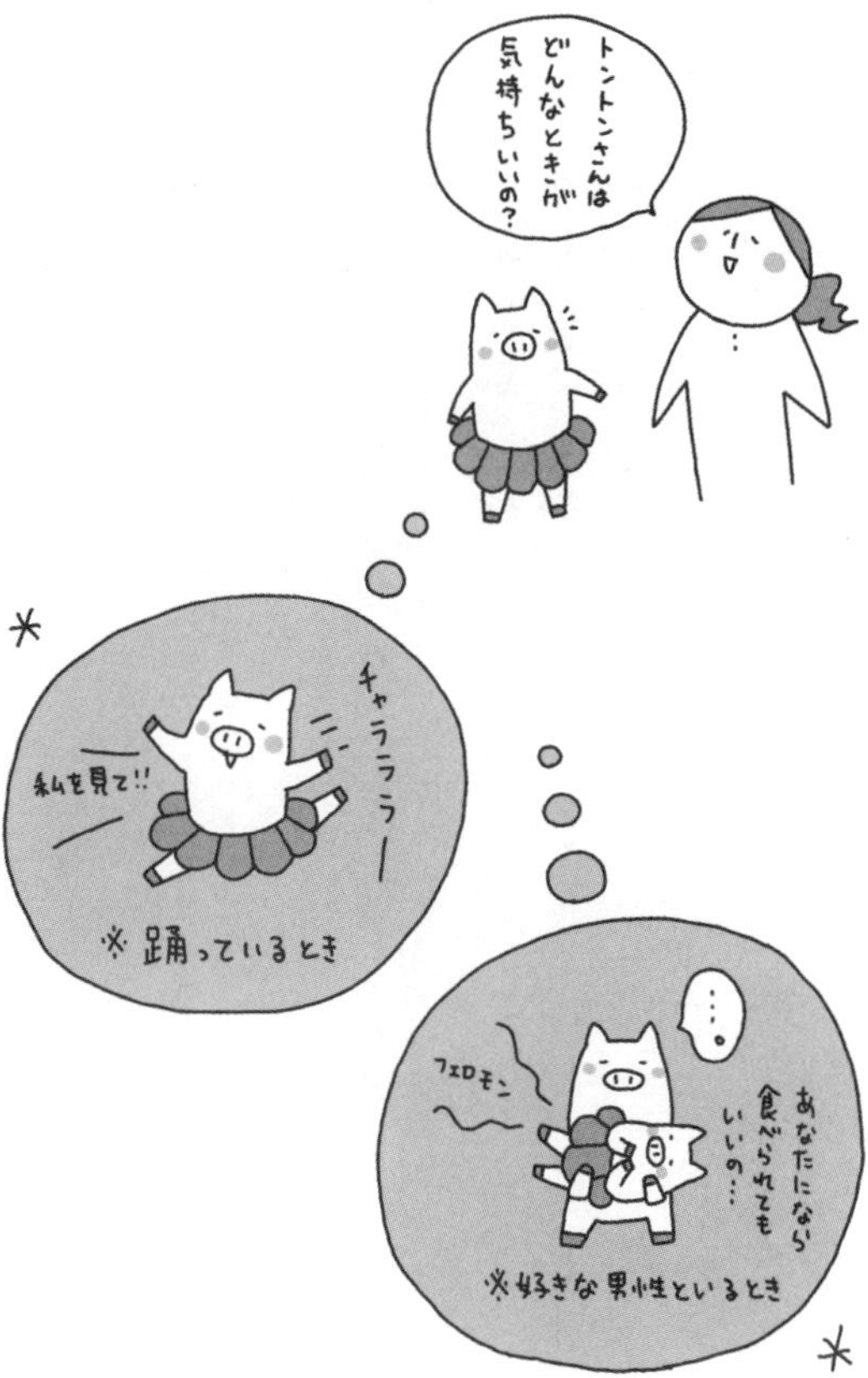
トントンさんは
どんなときが
気持ちいいの?
チャラララー
私を見て!!
※踊っているとき
…。
あなたになら
食べられても
いいの…
フェロモン
※好きな男性といるとき

★あなたは、どんなときが一番気持ちいい?

元気がわいてくるんだよ。そして私たち生き物は**今の自分に必要なことをすると気持ちいいと感じるようにできているんだ。**

つまり**「今の私のからだにいいこと」は「今の私が気持ちいい」と感じられること。**巷の「からだにいいこと」が快と感じられればOKだけど、そうじゃなければNGってことなんだよ。

気持ちいいことをしているときは、筋肉は弾力があって動かしやすく、臓器の働きはスムーズでホルモンの分泌もうまくいく。

それに対し、不快と思っているときはすべてにおいてその逆の状態になってるんだ。

だから、もっと元気に、きれいになるってことは決して難しいことじゃない。

自分のからだを「気持ちよく」使ってあげればいいんです。

感じるままに、やりたいことを!

きらくかんには「からだにいいこと」を真剣に考えて実践しようとする人がたくさん来ます。

でも残念ながら、それにこだわりが強い人ほど「いいからだ」の人はいないの。

なぜだろう?

それは**「からだにいい」と思ってやっているのが、からだの感覚からしていることではなく、知識や情報から得たことばかりだから**なんだ。

さらに「これはからだにいいから」と知識から入ると、自分がどう感じているかをみようとしなくなってしまう。無感覚で生きるクセがついちゃうんだ。

実はこころやからだを壊しているのはこの**「無感覚」**なんだよ。**どんなにいいとい**

われているものでも、それが自分にとって快か不快かを感じずに、無感覚にやっていたら効果ナシ！　と断言できる。

そして「無感覚に生きるクセ」の原因となるのが知識偏重な暮らし方。自分の感覚より情報を優先させてしまいがちなんだ。

特に最近多いのは「食」について無感覚になってる人。どんなに世間で「からだにいい」といわれている食べ物でも、そのときの自分が「おいしい♪」と感じられなければ、からだはうまく吸収してくれない。

元気になるために始めた菜食なのに、あれはダメこれもダメの規制ばかりつくって、自分の好きなこととか楽しい生活のことは考えられなくなっている人もいる。一日中からだにいいものを食べることで頭がいっぱい、そうじゃないものを食べたときは自己嫌悪におちいって、すごく苦しそうな人もたくさんいる。

「おいしいと思うものを食べてごらん」といっても、もう何がおいしいのかわからない！　なんてなったら悲しすぎるじゃない？

かといって肉食を奨励するつもりはありません。ただ、今まで何万人ものからだを観てきたけど、「おいしい」という感覚を忘れるような食事療法で元気になった人には、お目にかかったことがない。これは事実。

もっとまずいのはサプリメント。なにしろ錠剤になってたら味わいようがないから、どうしても過剰摂取になりやすいんだ。

ここ一番にとるのはいいけど、ただなんとなく常用することはすすめられないな。

あなたの骨盤はとっても正直

からだにいいことばかりやってても元気にならないもうひとつの理由は、私たちには**からだに悪いことが必要なときもある**からなんだよ。

たとえばタバコ。タバコを吸う人、特に女性の喫煙者のからだには、たいてい同じ特徴があるんだ。**骨盤が緊張していることと、呼吸が浅いこと。**骨盤が緊張して呼吸が浅いと、からだがゆるめなくなる。リラックスしづらいからだになってるんだ。

タバコを吸うと骨盤は一瞬ゆるむ。つまり、**ゆるみたいから吸ってる**んだ。それに、タバコの煙を吐きだすときの深い吐き方は、普段呼吸が浅い人にはとてもラクに感じられるんです。

たしかにタバコには害はある。でもからだを変えずにただ禁煙しちゃったらもっと緊張の抜けにくい、つらいからだになっちゃうんだよ。

もしスムーズに禁煙したいなら、まずはタバコを吸う必要のない、つまり、ゆるみたいときにはゆるめるようなからだづくりをしてみよう。それだけで自然と吸いたい欲求が減るから、本数もガクンと減るよ。

ピアスもそう。実は**耳に穴を開けると、骨盤の弾力が落ちる**んです。さらに生殖器の働きにも影響が出る。でも、性エネルギーがあり余ってどうしようもないときは、ピアスをすることで性欲をセーブすることができるんだ。

からだの要求に従って暮らしていると、タバコもピアスも必要がなくなるのと同時に不快に感じられるようになるんだよ。

私も元喫煙者、それもかなり吸ってたけど、妊娠と同時に骨盤が開いてきたら、もうまずくてまずくてまったく吸えなくなっちゃった。それまで何回も禁煙に失敗してたのに、なんの努力もなしにあっさり禁煙できちゃった。

ピアスも、生理前になるとなんだかはずしたくなったりするし、妊娠したらやっぱりつけていられなくなって、それ以来もうつけてないの。

気持ちいいと思えるうちは、不摂生だってナマ足だって大丈夫！

でも気持ちよくないのに、ムリしてやってるとからだに影響が出る。まわりがやってるとか、やってないとかなんて関係ない！　自分の感覚は自分にしかわからない。

やりたいことを気持ちよくやってみよう！

からだをきれいにする意外なチャンス!

ちょっと意外かもしれないけれど、風邪も健康だからひけるんだよ。からだを観てみると、臓器や筋肉や神経の働きがスムーズで元気な人はちゃんと風邪をひいているのがわかる。こじらせずにさっと風邪をひいて「経過」させてるの。

風邪は、からだにダメージを与えるものじゃない。**気候の変化にからだが順応していったり、たまった疲労を回復させるなど、体調が変化していくときのただのプロセス**なんだなってことが、元気な人のからだを観るとよくわかる。

「風邪をひくといつまでも長引いちゃって」という人に意外と多いのは、ちょっと咳や鼻水が出た程度ですぐに薬を飲んじゃう人。全部の薬が悪いわけじゃないのかもしれないけど、からだに必要で、わけあって出ている咳や鼻水を抑えちゃったらそりゃあ長引くよなあと、からだを観てると実感できる。

あとは、やたらとサプリメントや栄養をとりまくってる人にも風邪が抜けにくい人が多い。過剰に摂取した栄養が逆に内臓の負担になっているんだよね。

さらに「もう何年も風邪ひとつひいてない」という人のからだはもっとヤバイ。疲れがたまりまくってて「風邪ひきたくてもびくともしない」鈍いからだになってる人がほとんどなんだ。

実際ちょこちょこ「小風邪」ひいてる人のほうが大きい病気になってないし、何年も風邪ひいてない人のほうが、厄介な大きい病気を持っていることがあるんです。

「休み」に体調をくずす人の共通点

日々バリバリがんばって仕事してる人に限って、「楽しみにしていた『たまの休み』に体調をくずして寝てた（涙）」なんて話をよく聞かない？

私もそうだった。予定を入れないのんびりできる日をつくると、だるくて動けなかったり、熱が出たり。それは日頃ためてしまった疲労のツケを払っていたんだよね。「こんなときに風邪なんてひいてられない！」というからだの緊張があると、本当に風邪はひけなくなる。

そしてツケを払うっていうとイメージが悪いかもしれないけど、そのチャンスをつくってあげないと、今度は全然風邪をひけなくなっちゃうんだよ。

風邪だって上手に利用しよう

今日はここ一番、風邪なんかひいてられない！　っていうときは無理だけど、時間的にもちょっと余裕があるときに風邪をひいたなら、薬をすぐに飲まないでぜひ「経過」させてみてほしい。風邪を経過させる詳しいコツは、161ページで説明しているよ。

風邪を押し込めずに経過させると、からだの中はまるで台風一過の青空のようにす

がすがしくスッキリする。

風邪の前とは全然違う、とてもリフレッシュしたからだになっていることに気がつくと思う。

これはね、本当に気持ちいい!

肌もツヤツヤになるし、からだも軽くなるし、自分がまるごとバージョンアップした感じになるんです。

この感じを一度味わうと「ああ、たまってきたなあ、ここらでちょっと風邪でもひいてスッキリしたいな!」なんて思えるようになるよ。

一度でも気持ちよく風邪を経過させてみると、からだの働きのすばらしさが実感できて、自分にもっと自信が持てるようになってくる。

こんな視点から風邪や不調を見られるようになると、体調をくずす不安から解放されてとてもラクになるんだ。

ただ「やっぱりお医者さんに行ったほうがいいんじゃないか……」みたいな不安があるときは、その不安な気持ちに引きずられちゃうので、ムリせずお医者さんに行ったり薬を飲んだりしてね。

毎日が、新しい私！

今ここにある私たちのからだっていうのは、今までどんな使い方をしてきたかの現時点での「結果」。自分の人生の履歴書のようなものなんだよ。

だから、**からだを観るとその人の人生が見えてくる。**


いつも頭ばかり使っていれば、頭だけが疲れているだろうし、いつも右手でハサミを持ってる美容師さんなら、右手にだけ疲れがたまっているだろうね。

それは単に筋肉だけのことではない、**「こころの使い方」**も関係しているんだ。

いや、もしかしたら**「からだ」よりも「こころ」の使い方のほうが影響が大きいかもしれない。**

たとえば、やりたくないことをやりつづけているときの腰は、本当に「引けて」いる。そして、腰が引けたままで働いているから腰をいためやすくなる。

逆にやりたいことをしているときは、こころもからだも積極的になっているから、腰が入っていて、自然と姿勢もよくなっているの。

また、言いたいことが言えないと、息も深く吐けなくなって、呼吸が浅くなる。そうすると、胸や背中が緊張したままのからだになる。

からだとこころの関係って、本当にびっくりするほどわかりやすいんだよ。

でもね、これは言いかえると、**今までがどんなからだであったとしても、今から使い方を変えれば明日はもう今のままじゃない**ってこと。

今がどんな自分でも、変わりたかったらどんなふうにでも変われるということなんだ。

今の自分じゃイヤ！　という人へ

もしあなたが、今のままの自分じゃイヤ！　と思うなら、まずはありのままの自分を認めよう。

自分自身にいいカッコしないで、ムカつくでも、悲しいでも、悔しいでもいいし、社会的にヘン？　って思われるようなことが好きだったっていい。見たくない自分にフタをしていたら、いつまでたっても本当に自分がなりたい姿がわからない。

大切なのは、自分の要求を満たすかどうかの前に、どういう要求を持っているかを知ることなんだ。

認めて、受け入れてあげると、手放せる。どこを変えればいいかが見えてくるんだよ。

明日の私は、私がつくる。誰にだってそれができるんだ！

part 2

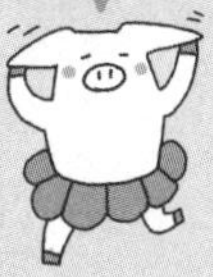

きれいの秘密は「骨盤」にあった！

——ゆるゆる、ふわふわで魅力全開！

「形」よりも「動き」に注目！

「理想のからだってどんなからだ？」って聞かれると、小さい顔に小さいおしり、細い腰にまっすぐな脚、などなど、どうも私たちは「形」にこだわってしまいがち。

でも、じっとしているマネキンならそれでいいけれど、動いて生きている私たちにとって大切なのは「形」よりも「自由に動けること」。いくらおしりが小さくなっても、その分骨盤がうまく動けなくなると、精神的にも肉体的にもストレスがかかってしまうんだよね。

つまり、重要なのは**気持ちよく動けるための「使い方」**。からだは、気持ちよく使ってあげればあげるほど元気に、きれいになっていくんです。

自分が一番気持ちいい、からだの使い方をパーツ別に見てみよう！

Reset!

骨盤

——ここを元気にするだけで、なりたい自分になれる!

「腰（骨盤）はからだの要《かなめ》です」「骨盤は大切！」とかいう声を聞くけれど、どうして骨盤がそんなに大切なのかピンときていない人は多いんじゃないかな。

きっと「開いてると太りやすいんでしょ？」くらいなんじゃないだろうか。

でも、**骨盤の影響は、やせる・太るだけではない**んです。**からだだけじゃなくて、行動や感受性にも大きな影響を与えている**んだよ。

たとえば**集中力**。

物事に集中するとき、私たちの骨盤は閉じてきゅっと引きしまるんだ。逆に言えば骨盤が引きしまっていないと、集中力はキープできないんだよ。

その反対に、リラックスしてゆるんでるときや物事を受け入れるときには、骨盤は開く。だから骨盤が引きしまりっぱなしだとリラックスできないし、いろんな物事がきちんと受け入れられなくなってしまうんです。

そして、**行動力**にも骨盤は大きく関わっている。骨盤は脚を動かすための大きな関節だから、動きが悪くなると、やりたいことがあっても行動力が伴わなくなってしまうんだ。

「骨盤」は女の人生そのもの!?

さらに、女性は男性よりも骨盤の動きが人生に深く関わっているんだよ。女性の骨盤は男性よりも活躍する機会がとても多いんだ。女性にしかない生理や出産には、骨盤の動き、それも「開閉の動き」が常に影響しているの。

開閉がスムーズだと、生理や出産はとてもラクで、むしろ快感があるくらいなんだよ。

骨盤の動きがいいと「生理」は驚くほどラクになる!

ここしばらく続いている骨盤ダイエットブーム。みんなも知っているように骨盤をしめてやせるというものです。

たしかに骨盤をしめるとやせるのは事実。でも、それ以上に大切なのは、**開く・しまるという「動き」**なんだ。私が10年以上、何万人もの女性のからだを観つづけてきて、出産前の女性で、しめる必要のある骨盤は5%にも満たないんだよ。

うまく開けるようになる施術やアドバイスを必要とすることがほとんどだし、そうすると元気になる女性が圧倒的なんです。

たとえば生理に関するトラブル。

実は私たちの骨盤は生理の周期に合わせて、チョウチョの羽みたいに開いたり閉じたりしているんだよ。そして生理に向かう時期というのは骨盤が開く動きなんだ。

PMS（月経前症候群）って呼ばれる、**生理前の頭痛や腹痛、イライラや落ち込み、**

過食や眠気は、骨盤の「開く動き」がスムーズにいかないから起こっている。

もっというと、開く動きがスムーズにいかなくても、どうにか生理になろうとするから起こるんだ。（詳しくは112ページ）

セックスの気持ちよさにも影響します

骨盤が関係していることにもうひとつ、セックスがある。特にセックスの快感には、この骨盤の開閉が関係しているんだよ。

私たちがエクスタシーを感じるときの骨盤はきゅーっと引きしまっていて、セックスの後の満たされた幸福感は、その引きしまった骨盤がふわーっとゆるむから得られるものなんだ。

つまり、セックスの気持ちよさは相手の男性のテクニックでもおチンチンの良し悪しでもなくて、自分の骨盤次第だったんです！

セックスってね、本当に大事！　大人の女には必要不可欠！　絶対にないがしろにしちゃダメだよ。大好きな人との気持ちのいいセックスは、何よりも女を元気にしてくれるんだ。

いいセックスは骨盤の開閉をよくしてくれて、骨盤を元気にしてくれる最高の贈り物なんです。


そして**おしりの元気なプリプリ度は性エネルギーと比例している**んだよ。

性エネルギーがたっぷりの元気な生殖器になると、おしりがプリッとふくらんでくる。そう、プリッとなの。ぶよぶよじゃないんだよ。このおしりは筋トレやエクササイズではつくれない。生殖器が元気にならないとできない。

つまり、元気で動きのいい骨盤になれば、気持ちいいセックスも幸福なリラクゼーションも、イキイキとした女の人生も、全部手に入ってしまうというわけなんだ。

固い骨盤は、ぜい肉を引き寄せる!?

つまり大切なのは、**しまっている・開いているより、自由に開閉できる骨盤になる**

ってことなんです。

特に出産前の女性はしまることよりもちゃんと開けることのほうが大切。なぜって、骨盤は、ちゃんと開ければちゃんと閉じられるものだから。つまり**開と閉は「セット」**なんだ。


だから骨盤がうまく開かない人っていうのは、骨盤がしまっている人だけに限らない。

いつも骨盤が開きっぱなしの人も、何しろいつも開きっぱなしだから、「開くという動き」が実はうまくいってないことが多い。

開きっぱなしのように見えても、実は開ききってないところでつっかかってるのね。太りやすいのはこういう人なの。

そういう骨盤は、もうひとつしっかり開くと、（といっても強制的に開くより、骨盤を自由にしてあげればそうなるんだけど）ちゃんと閉じてくるんだよ。

元気な骨盤をつくる秘密の筋トレ

じゃあ、どうしたら骨盤が自由に開閉できるようになるのか。

実は、骨盤を動かしているのは、骨盤という骨自体よりも**骨盤まわりの筋肉**なんだよ。

それも大切なのは骨盤の外の筋肉じゃなくて、中にある筋肉。背骨に沿ってからだのセンターにある「体幹筋」「コア筋」って呼ばれる筋肉、特にその底の部分にある「骨盤底筋群」という筋肉なんだ。

簡単に言えば、**チツをきゅっとしめたときに動く「アソコ筋」**だよ。

この筋肉がしっかりしていると、骨盤だけでなく骨盤内の臓器も支えてくれるので、お腹も骨盤もスッキリと引きしまります。

しかも、骨盤にかかる重さの負荷が減るので、自由に動けるようになる。

カッコよさと動きのよさが両方手に入るわけなんです。

さて、このアソコ筋、発達にとても個人差がある。

からだを観てみると、全然使ってないの？　って思えるほど筋力がない人が多くて、むしろ若いほどその傾向が強いみたい。

じゃあアソコ筋がある人はしょっちゅう「きゅうきゅう」させてるのかというと、そうではない。日常の動作の中で、使っているんだと思うのね。

たとえば「立つとき」。同じように立ち上がっているように見えても、人によって筋肉の動かし方は違うんだ。

アソコ筋がある人は、立つ動きをするときも、脚の筋肉で立つのではなく、アソコ筋や体幹筋を使って動いている。

からだのセンターの筋肉を使って動くと軸がぶれないので、**動作が美しく、姿勢もよくなり、エネルギーの代謝もよくなるから太りにくくなる**んだよ！　これ、やらない手はないよね！

そもそもアソコ筋は、しゃがんだ姿勢で動くような、重心が低い動作で使うことが多い。たとえば和式のトイレにしゃがむとか、床に座った姿勢から立ち上がるとか、廊下を雑巾がけするとかね。

つまり、日本の伝統的な暮らしをしていると、自然とアソコ筋は鍛えられたんだよ。だから、昔の女の人は生理のときだって出血を垂《た》れ流しにしないで、アソコできゅっと止めておいてトイレで「出して」いたんだって！　すごいよね。

それにどこの筋肉でも同じだけど、トレーニングでつけた筋肉はトレーニングをやめればすぐ落ちちゃうから、日常の所作で自然とその筋肉を使うようにしていったほうがラクチンだよ。

超簡単な動きで劇的に変わります！

まずはチェックしてみよう。

①お風呂に入ったときにちょっとチツに指を入れてきゅっとしめてみよう。どのくらい手応えがあるかな？

②オシッコをしているときにきゅっとオシッコを止めてみよう。ピタッ！　っと止められるかな？

（ただしこれはチェックだけにして、筋トレがわりにしないこと。あんまりやりすぎると尿道炎や膀胱炎になることがあるので、たまーにね）

もしどちらのチェックをやってみても「全然きゅっとしない……」と思っても、落ち込まないで。筋肉は、使えば必ずついてくるんだよ。

どうも手応えが心もとなかったら、「アソコ筋スクワット」！　いつでも、思い出したときにやってみよう。2週間もすれば確実に変わります。

アソコ筋スクワット

①足は肩幅くらいに広げ、足先は自然なハの字になるように立ちます。
②膝を曲げて15センチくらい、ゆっくりと腰を沈めます。
このとき、おしりを後ろに突きだしたり、恥骨を前に突きだしたりせずに、背中とおしりが一直線になった状態で動くことがポイント！
③脚の力を使わず「アソコ筋」をきゅーっと上に引き上げる力でもとの姿勢に戻ります。
ラクにできるようになったら、20センチ、25センチ……と、深く腰を沈めてチャレ

①足を肩幅くらいに開いて立つ

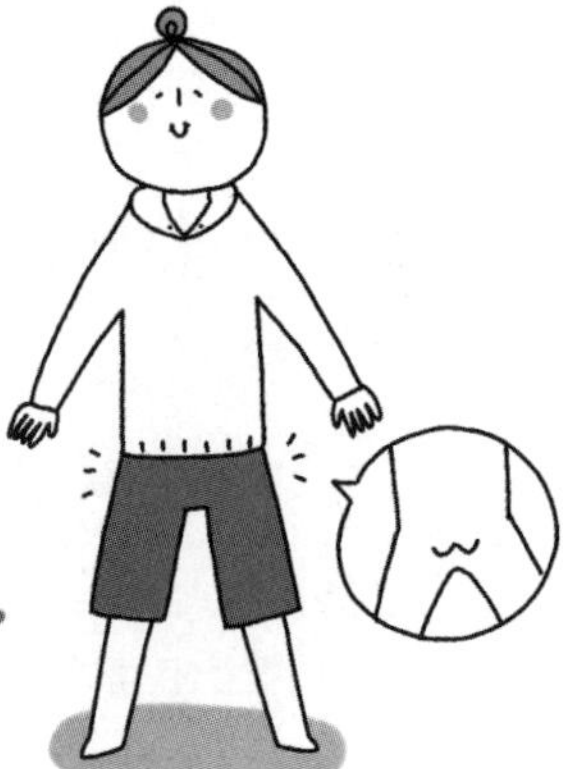

②ゆっくりと腰を沈める

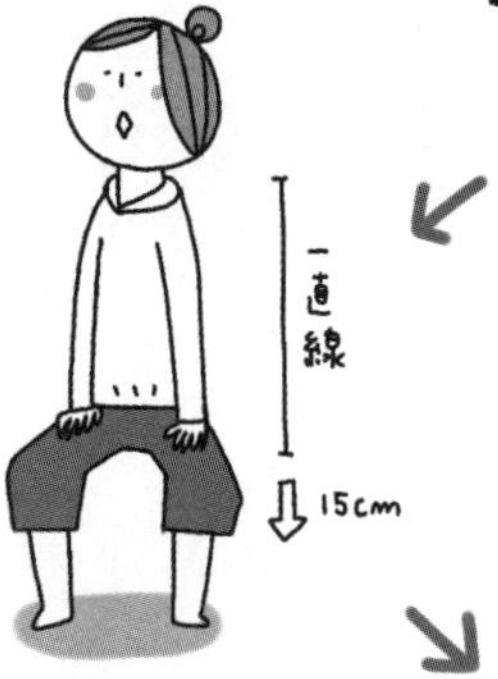
一直線
15cm

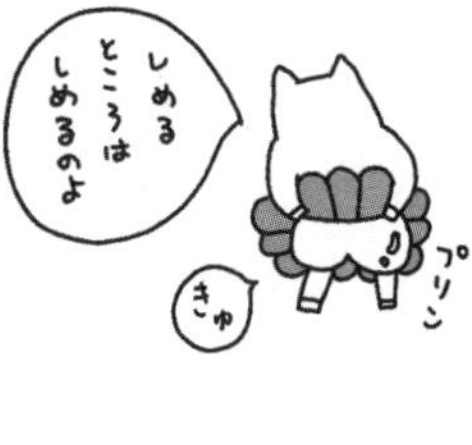
しめるところはしめるのよ
きゅ
プリン

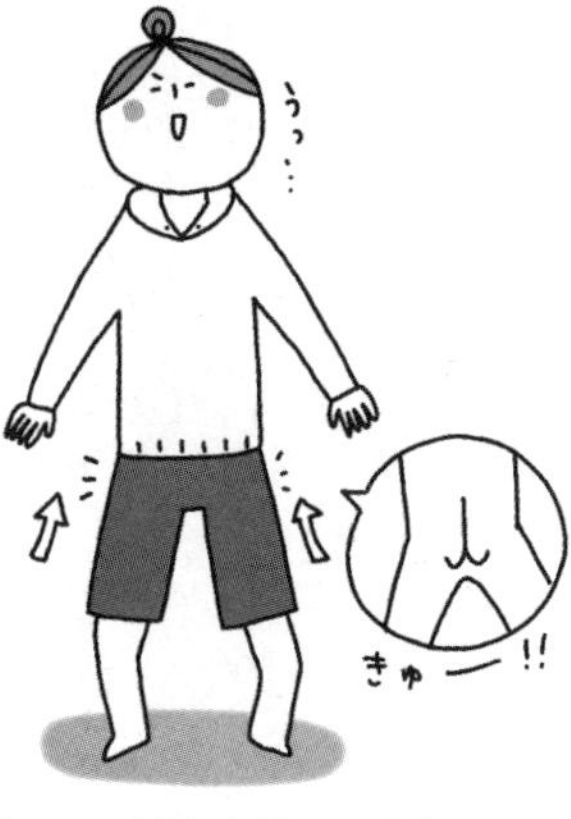
うっ…
きゅー!!

③「アソコ筋」を使ってもとに戻る

ンジ！

もっとラクに動かしてみよう

なんとなく「きゅっ」っていう感覚がつかめてきたら、日常の動作にもアソコ筋を使ってみよう。

コツは**「動きはじめに、きゅっとしめる」**こと。立つとき、座るとき、歩くとき、重い物を持つとき、フライパンの取っ手をつかむとき。いつでもそうだよ。

体幹筋の一番下にあたるアソコ筋は、体幹筋を働かせるスイッチなんです。

体幹筋という大きな筋肉を使って動くと、動作がとてもラクになるし、末端の筋肉や関節への負担が減るので手首の腱鞘炎《けんしょうえん》や膝痛などになりにくいし、ヘンな姿勢で動作をしなくなるので、腰にも負担がかからずに腰痛の予防にもなるんだよ。

また、からだには学習機能があり、ラクなからだの使い方を学習させると、無意識にその動きをするようになるから、慣れてくると意識しなくても自然とアソコ筋や体幹筋を使う習慣がついてくるんだ。

骨盤と股関節の不思議な関係

せっかく骨盤の内側が元気になっても、ヨロイみたいな骨盤じゃアソコ力が生かせないし、骨盤が固まってると、アソコ筋トレもやりづらい。

もし、「しまった! 今までしめればいいと思っていたから、補正下着とエクササイズできゅうきゅうにしめつづけてきちゃった!」と青くなっている人がいても大丈夫!

使い方を変えれば必ず変わってくるのが、からだのすばらしいところなんです。

固まった骨盤をほぐしていくポイントは「股関節《こかんせつ》」なんだ。股関節を気持ちよくほぐして動かして、眠っていた骨盤力を目覚めさせよう。

股関節を意識したことある?

意外とちゃんと理解されてないんだけど、股関節というのはオマタだけじゃないの。

脚のつけ根ぐるり、全部が股関節なんだ。

だから、たとえば「歩くとおしりの奥が痛い……」なんていうときは、たいてい股関節の動きがスムーズじゃなくなってるの。

ここがゆるむと頭もリラックスする

股関節をゆるませると、骨盤も自由に動けるようになるんだけど、もうひとつ、大きなメリットとして、**頭をゆるませることもできる**んです。だから、これから紹介する「股関節ほぐし」は、仕事が終わってからだもこころも頭もオフにしてリラックスしたいときにはピッタリのエクササイズなんだよ。

頭がうまくゆるんでくるとあくびが出る。だからコツは「あくびモード」でやること。あくびをしたくなったらできるだけゴーカイにあくびをしよう！　首の緊張もとれ、うまくすると首の骨のねじれもとれるんだよ。

頭をしっかりゆるませるためには「からだモード」に切り替えることもポイント。本を読みながらとかじゃなく、からだに意識を向けて気持ちよさを味わいながらやっ

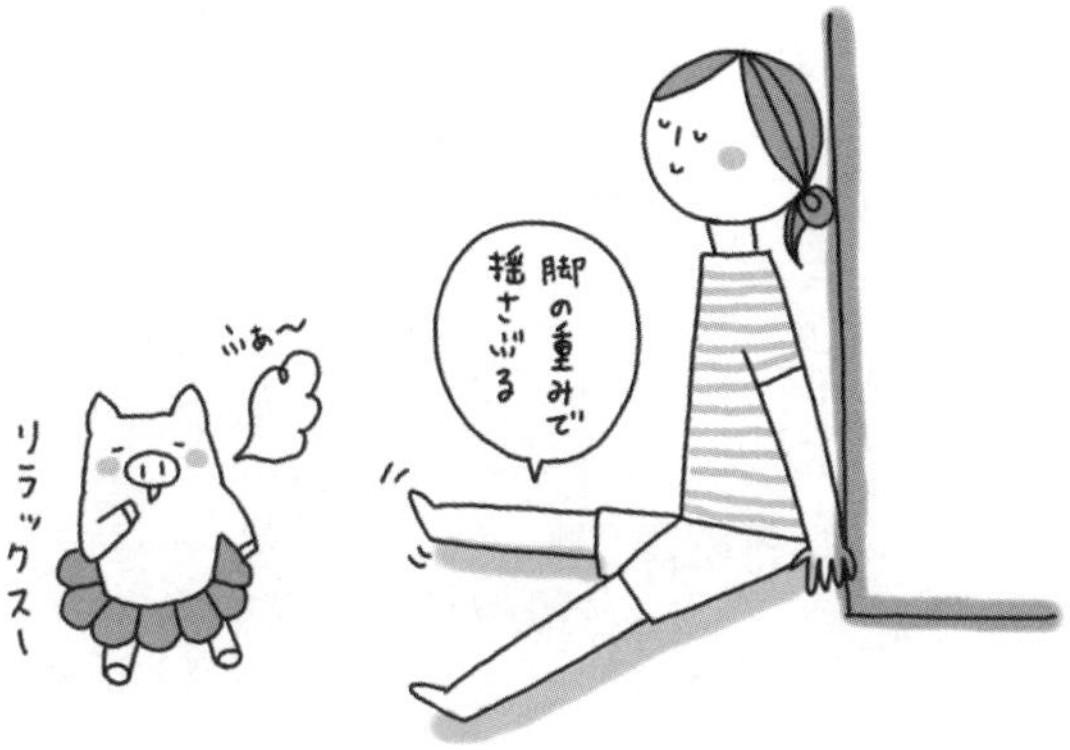

★片足ずつ揺さぶりながらほぐします

てみよう！

股関節ほぐし

①壁に寄りかかって座り、両脚をラクに開いて前に出します。
②脚の力を抜き、片脚ずつ、小さく蹴《け》るような動きをしながら股関節をほぐすように揺さぶります。
　このとき股関節に力を入れたり、筋肉で動かそうとするのではなく、脱力して脚の重みで揺さぶるようにするのがコツ。

　じわーんとしてきたら反対側も同じようにします。

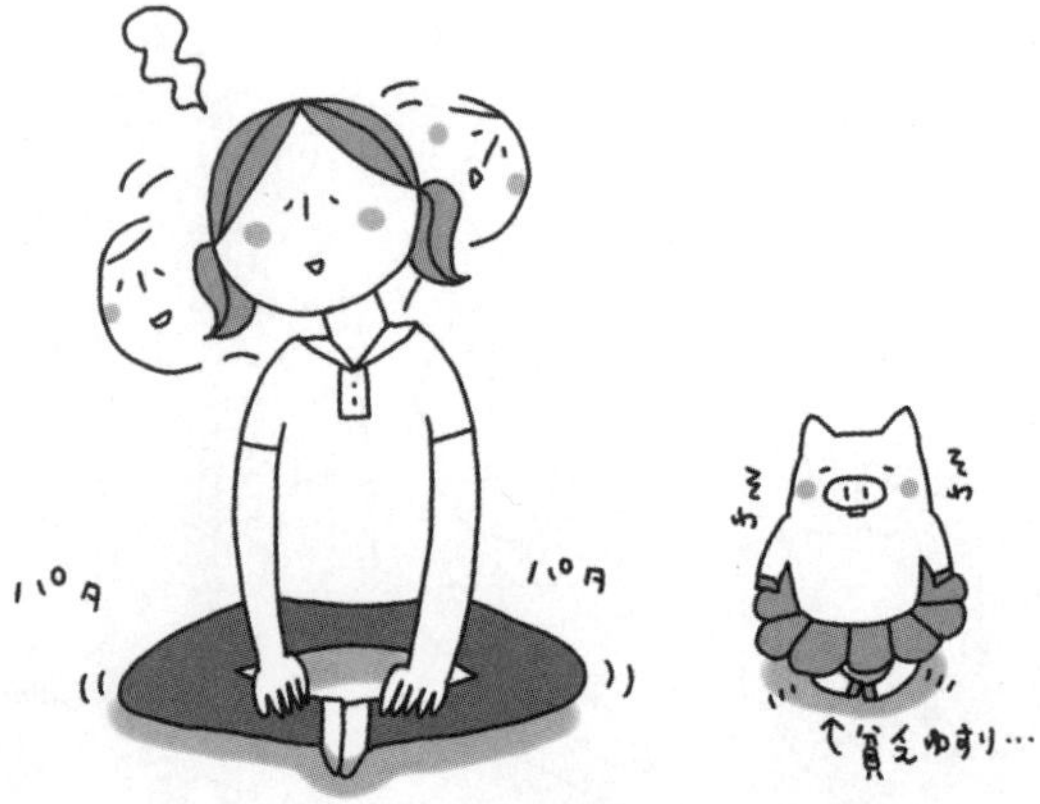

★首をだらーんとゆるめて膝を上下にパタパタ

股関節パタパタ

①足の裏と裏を合わせて座ります。
②膝を上下に小さくパタパタさせます。
微振動に近いくらい小さいほうが股関節の負担になりません。

首はだらーんとゆるめ、前や後ろに垂らしたり、気持ちよく回しながらやってもOK。

できれば口も半開きにして、あくびを誘導するつもりで。

からだが固くたってOK!

股関節を柔らかくっていっても、お相撲さんやバレリーナみたいに180度開かなくてもいいんだよ。開いたほうが効くってわけじゃないからね。

大きく開かなくていいから「股関節が伸びてる感じ、気持ちいい感じ」を楽しもう。

股関節ストレッチ

①脚を気持ちいい程度に開いて座ります。

ここで大切なのは腰を立てること。脚を開く角度が小さくなってもいいから、きちんと腰を立てる。背中が丸まったり、反《そ》り返ったりしちゃうと股関節が伸びないの。一度、手を前後について腰を立て、軽く腰を持ち上げてから下ろすときれいに腰が立ちます。

まずは、この姿勢で股関節が伸びる感じを味わおう。もの足りなかったら、もう少し脚を開いて、気持ちよく伸びる感じがするところを探してね。

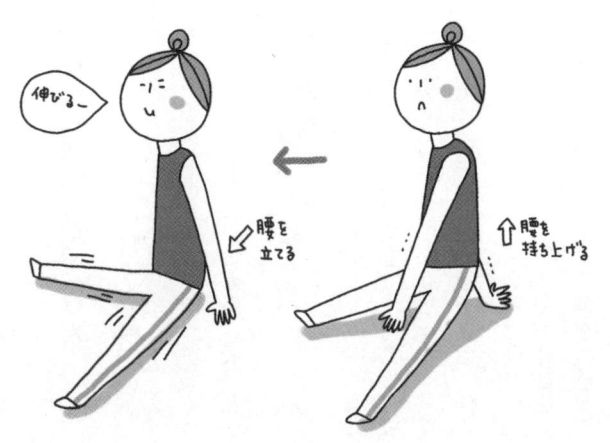

①しっかり腰を立てて座る

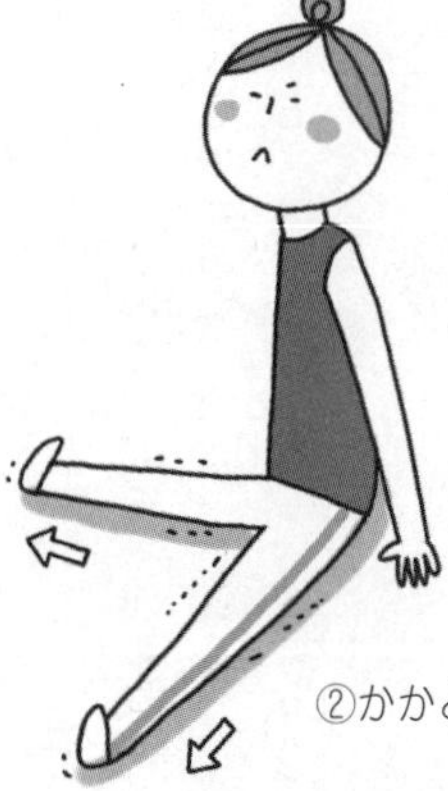

②かかとを突きだす

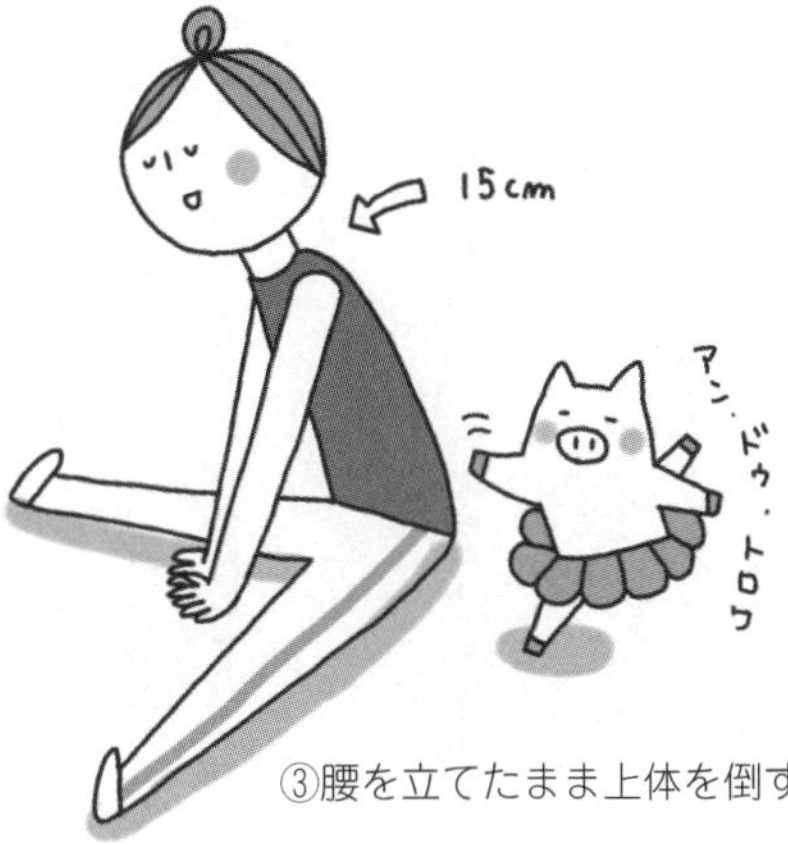
15cm
アン・ドゥ・トロワ

③腰を立てたまま上体を倒す

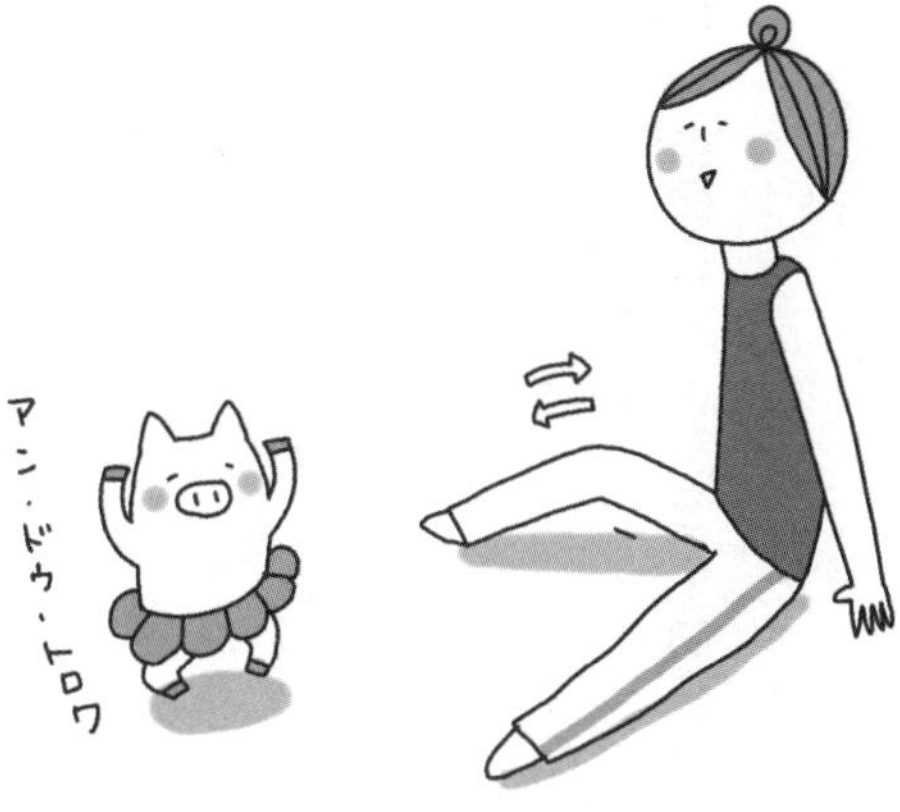
アン・ドゥ・トロワ

④左右の膝を小さく曲げ伸ばしする

②からだがなじんで余裕が出てきたら、かかとを突きだしてみよう。それだけで脚の裏側の筋肉や、①とは違う股関節まわりの筋肉がストレッチされるよ。

③背中が丸まらないように、腰を立てたまま、上体を前に倒してみよう。15センチくらいでもう股関節のストレッチ感があるはず。気持ちよさを探すようにやってみよう。

④さらにからだがなじんで余裕が出てきたら、上体を起こし、腰を立てたまま、左右の膝を交互に小さく曲げ伸ばししてみよう。股関節の奥の小さな筋肉が伸びる感じを味わってね。

たまった疲れ、まるごとリセット!

これから紹介するエクササイズがすごいのは、**骨盤が元気になるのと同時に、内臓の疲れがとれるところ!** 内臓の疲れは腎臓↓肝臓↓心臓とつながっていくんだけど、そういう疲れがとれるスペシャルなエクササイズなんです。

まずは寝る前に2週間、続けてほしい。疲れのとれ方や、おしりの〝プリッと感〟アップが実感できると思うよ。

カエルエクササイズ

①うつ伏せに寝ます。手は上に上げます。首は左右ラクなほうを向きます。首が向いている側と反対側の脚を、上げられるところまでカエルのように上げます。このまま10分間。

脚を一度下に戻し、首を反対側に向け、逆側の脚をまたカエルのように上げます。10分間キープ。

②脚をいったん元に戻し、はじめに上げた側、後から上げた側、それぞれもう一度1回ずつ上げてみよう。はじめに上げたときよりも、すんなり上げられるようになっていると思うよ。

＊首が硬い人は10分がつらいかもしれません。ムリして我慢していると、からだが緊張しちゃって逆効果。首をラクな角度に変えてください。

＊このエクササイズ、とっても眠くなります。うっかり寝ちゃって2時間たっちゃった！　なんてことをすると、首がゴギゴギになったり、からだの左右差が大きくなったりしちゃう。キッチンタイマーなどを上手に利用しよう！

①首が向いているのと反対側の
脚をカエルのように上げる。
反対側の脚も同様に

10分間
キープ

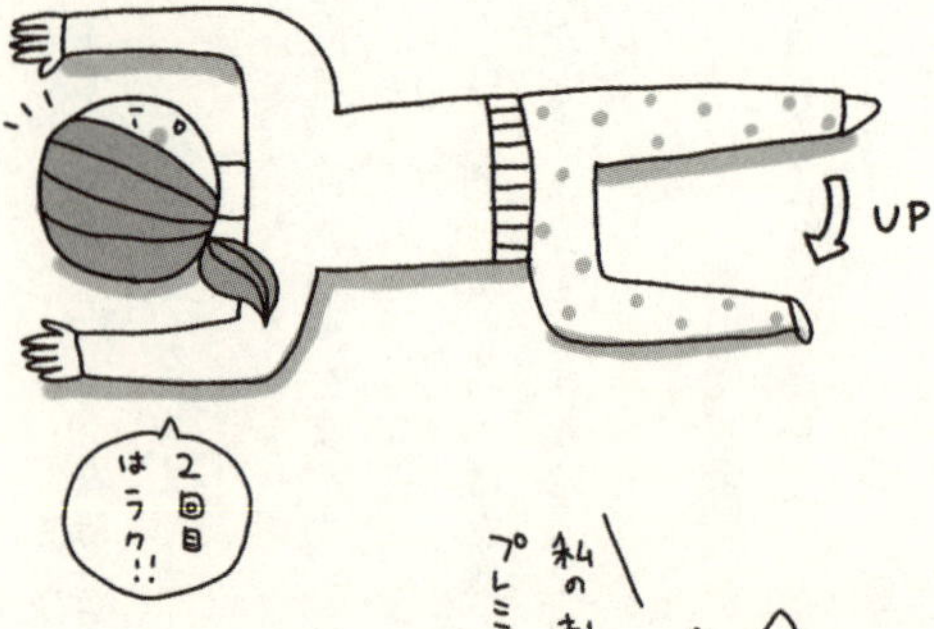

②もう一度、片脚ずつ
上げてみる

私のおしりは
プレミアぷよ～
プリン
プリン

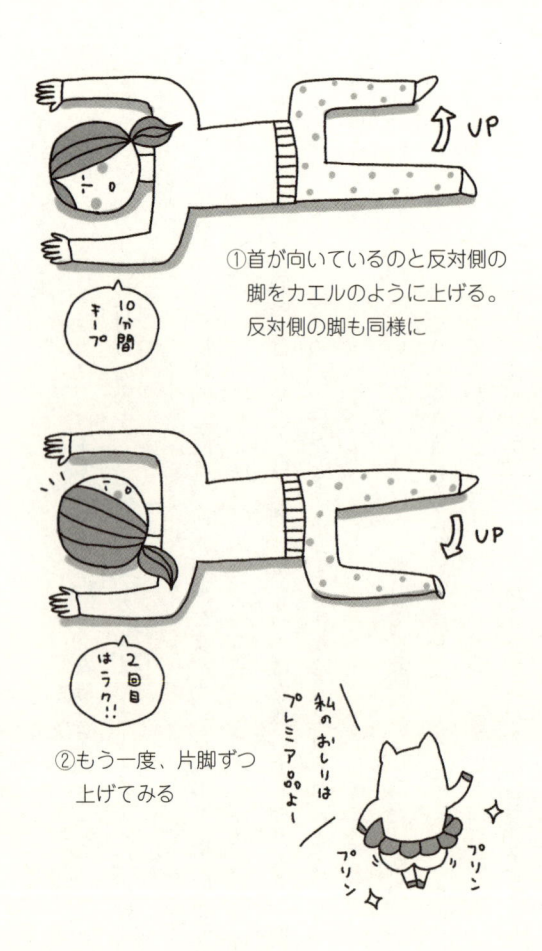

Reset!

頭

――実感! こころとからだがどんどん軽くなる!

現代人の偏《かたよ》り疲労ナンバーワンが頭の疲れです。

ほかの器官とは違って、頭の疲労がからだに及ぼす影響というのは、実はすごく大きいんだ。

頭の疲れの一番の問題は**「頭の疲れは頭だけでは終わらない」**ということ。

頭の疲れといっても、勉強ばかりじゃないんだよ。目や神経の疲れも同じグループなんです。だから、一日中パソコンに向かう仕事や、神経を使ったりストレスをためるのも頭の疲れ、といえるんだ。

頭が疲れてくると、本当に頭が硬くなる。そして神経の束《たば》である背骨を通って首から背中に伝わって、骨盤にまで影響を与えてしまうんだよ。頭の疲れの感触は、簡単にいうと頭もからだもピーンと緊張して硬く、動きが悪くなっている感じなんだ。

脳の疲れは元気な骨盤の大敵

そもそも、脳から発せられた指令というのは、背骨の中の神経を通り、背骨を形成する1個1個の椎骨《ついこつ》から、各器官へ伝達されるのね。

ところが頭の疲れがたまって、背骨がピンピンに緊張すると、この神経の伝達が鈍くなったり、過敏になったりして、スムーズにいかなくなる。つまり、からだの動きだけじゃなく感性や感覚も鈍くしてしまうんだ。

そして私たち女性にとって問題なのは、この頭の疲れが元気な骨盤の一番の大敵だということなの。骨盤の動きが悪くなるのは、運動不足よりも圧倒的にこっちなんだよ。

この**頭の疲れと骨盤の関係がわかれば、女性特有の婦人科トラブルをすごくラクに改善できる**ようになる。ＰＭＳも、生理痛も、不妊も、産前産後のトラブルも、たいていはこの頭や神経の疲れをとってあげれば改善しちゃうんだからね。

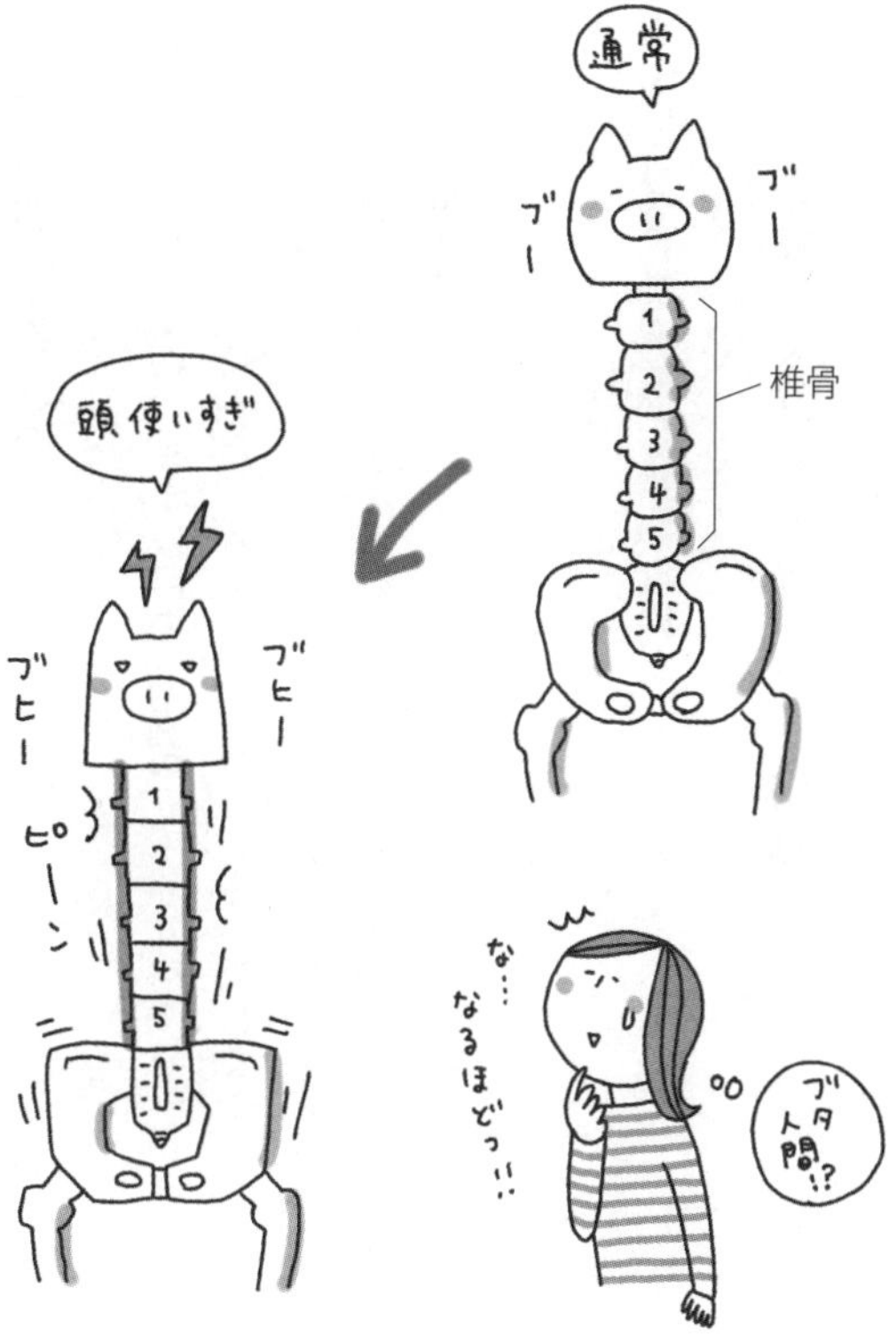

★頭を使いすぎると、骨盤もガチガチに！

じっくり味わってみよう

頭の疲れをとりたいなら、まずは**目の温湿布**（166ページ）がおすすめです。これでからだがゆるむのを味わってみよう。温めているのは目なのに、頭がじーんとしたり、腰がじわーんとしたり、いろんなところに響くのが感じられるんだよ。**足湯**（164ページ）も頭をゆるめるのにとても効果的。目の疲れまでとれちゃいます。本を読んだりテレビを見ながらやらずに、からだに意識を集めて、じっくり味わってね。

仕事中にリフレッシュしたいなら

目の温湿布も足湯も、今日はもう目や頭を使わないというときの、寝る前のケア。仕事中のつらい目の疲れをやわらげたいなら、「耳」がポイントだよ。

耳は目の筋肉に近いので、目の筋肉が疲れて縮んでくると、耳も硬く縮んできちゃ

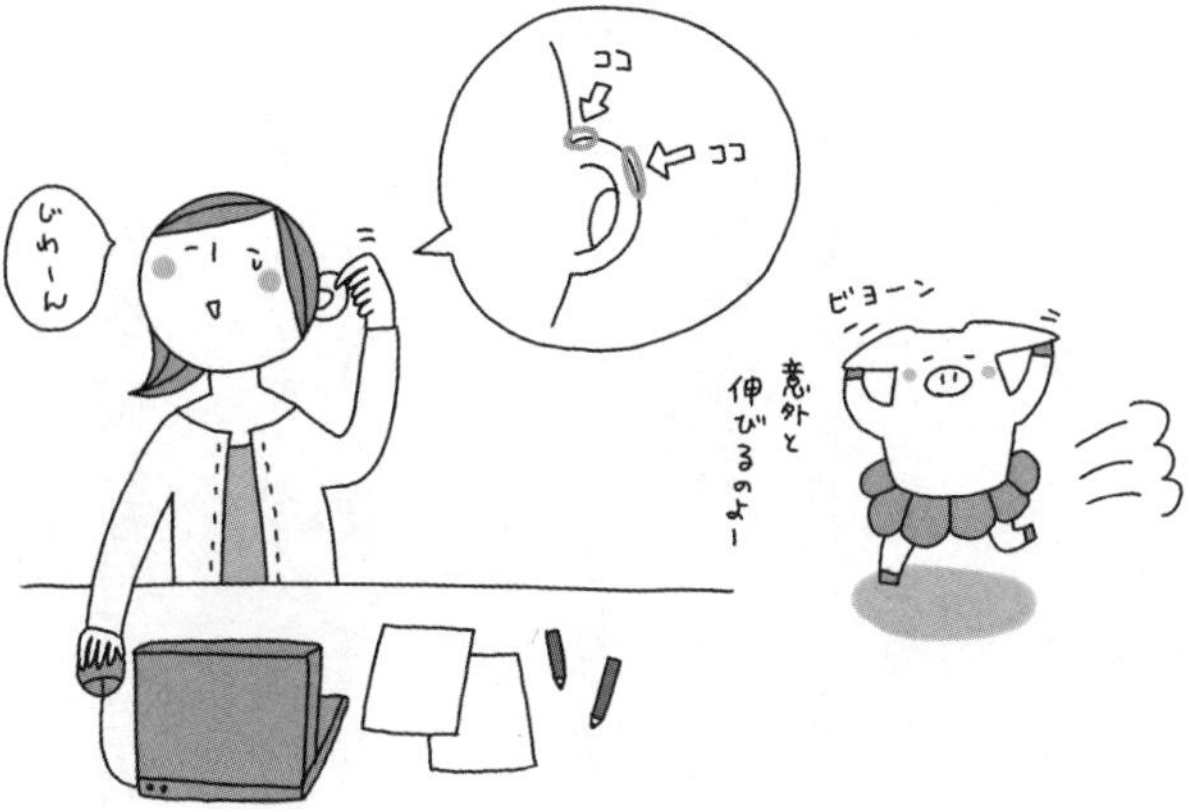

★仕事中にリフレッシュしたいならこれ！

う。そんなとき耳をほぐして広げてあげると目の筋肉ものびのびしてくるんだよ。

ていねいにほぐした後は視界もスッキリ。これはうまくやると首の緊張や頚椎《けいつい》（頭を支えるための骨）のねじれまでとれちゃうすごいケアなんだ。

耳殻引っぱり

耳を触ってみよう。つまんでみて、硬く鈍くなっているところ、耳のふちの硬いところや耳のつけ根あたりが狙いめ！

そういうところを、ちょっとつねるような感じできゅっとつまんで引き伸ばすように引っぱります。涙が軽くにじんでくるくらいが理想。

「頭が冴えて眠れない」ときの最終兵器！

どれをやっても頭がパンパン！　眠れなーい！　というときの奥の手を伝授！

それが尾骨《びこつ》（尻尾《しっぽ》の部分の骨）を温める「焼き塩湿布」。頭の緊張が慢性化すると、尾骨まで緊張して固まっちゃうんだよね。

これ、本当にこってりゆるんでヨダレが出ちゃうくらいの気持ちよさ。でもあまり頻繁にやるのではなく、あくまで奥の手にしておこう。せいぜい週1～2回だな。

尾骨の焼き塩湿布

①カップ半分くらいの粗塩《あらじお》をフライパンか中華鍋（どちらも、から煎《い》りOKのもの）で油をひかずにとろ火でから煎りします。ときどき木ベラでほぐしながら、のーんびりと10～15分。
煎った塩を、和紙や半紙、新聞の広告紙など、柔らかくて丈夫な紙にあけ、二重三重に小さく包みます。

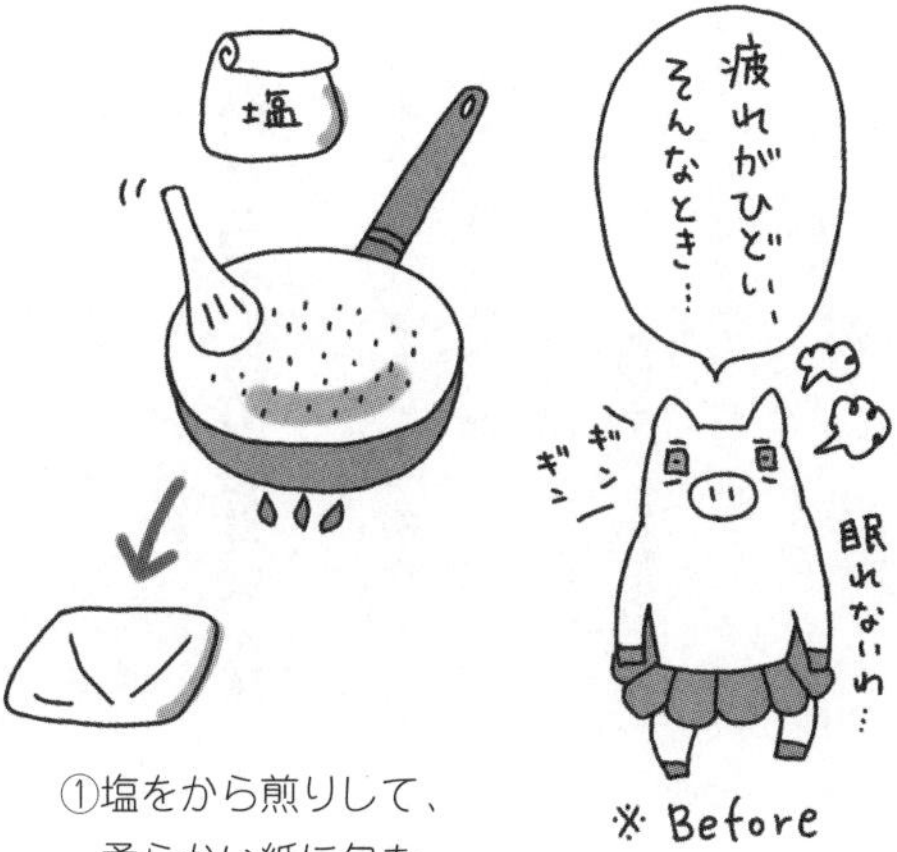
塩
疲れがひどい、そんなとき…
ギンギン
眠れないわ…
※ Before

①塩をから煎りして、
柔らかい紙に包む

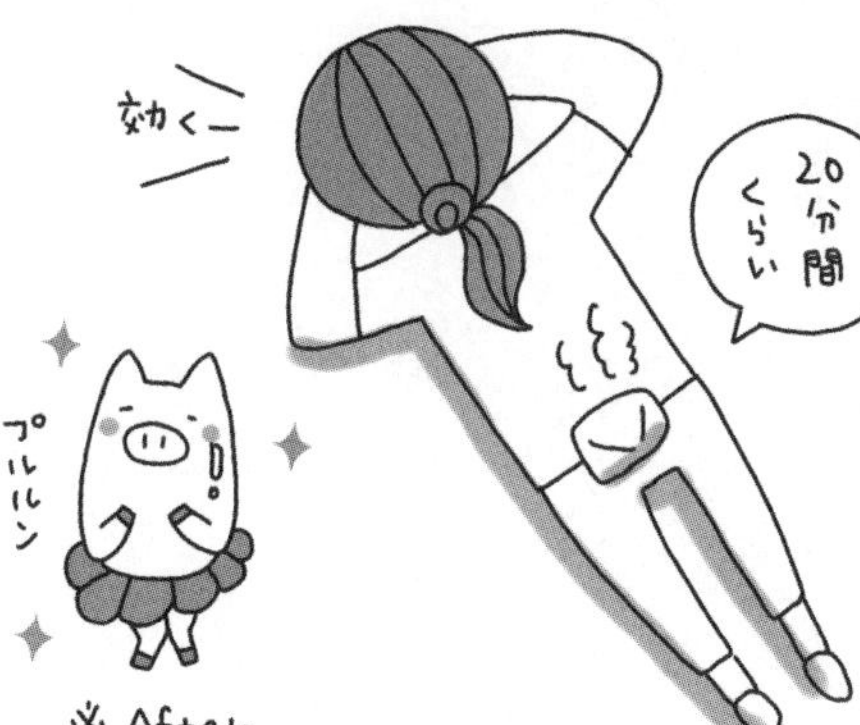
効くー
20分間くらい
プルルン
※ After

②うつ伏せになり、①の包みを尾骨に載せる

②うつ伏せになっておしりの上に半紙や広告紙を10～20枚くらい載せ、尾骨の上に①の包みを載せます。気持ちよい温度になるように紙の量を調節し、塩が冷めるまで20分くらい載せておきます。

「悩み」「不安」の意外な正体

一日中パソコンとにらめっこの私たちのワークスタイルじゃ、頭の疲れがこんなにあってもムリないよなあと思いつつ、たくさんの女性たちのからだを観てきて、「おや？」と思うことも出てきたの。

それほど目を酷使する生活をしていなくても、頭がパンパンに疲れている人たちがたくさんいるんだよ。

どうしてこんなになっちゃったのか。日々の生活やこころの使い方を一緒に掘り下げて気がついたことがある。

それは、私たちはかなり「いらんこと」ばかり、つまり**「考えても答えの出ないこ**

と」ばかり考えるんだよね。それで結局、いっぱい頭を使っちゃうということなんだ。

頭の疲れをとる一番の方法

「備《そな》えあれば憂《うれ》いなし」。それはたしかだけど「もし、こうなったらどうしよう」「もし、こう思われたらどうしよう」という、まだ起こっていないことに対する準備は、やってもきりがないんだよ。だって「こうなったら」という可能性は無限にあるんだもの。

そういう「起こるか起こらないかわからない未来のこと」を考えすぎると、今自分が感じていることに意識が向かなくなっちゃう。気持ちいいのか、悪いのか、やりたいのか、やりたくないのか、そういう大切な指針に気づけなくなるんだ。そういう人が頭疲れ派にはとっても多い。

明日のことが心配なら、むしろ、明日のことよりも、今の状況や自分の気持ちをしっかり見つめよう。その上で、今できることだけをするのが一番だよ。

✳★「人は変えられないけど、自分は変えられる」

もうひとつ、頭をパンパンにしてしまうネタとして、「まわりの人の行動や気持ちをコントロールしたい」「どうしたら変えられるだろう?」と思うことがある。「どうしたら彼はこうしてくれるだろう?」とか「こういうパートナーになってほしい」とか、みんなよく考えるよね。

でもね、「明日のこと」と同じように、その答えはやっぱり出ないんです。

自分自身なら、変えよう! と思えばいくらでも変えられるけれど、人のことは変えられない。その人がそう変わりたい! こうなりたい! と思わなければ変わらないんだよね。たとえ、その人のためになるようなことでも、たとえば遅刻癖を直すということにしたって、その人自身が直したいと思わなければ直せないんだよ。

特にパートナーに対しては「どうしてこうしてくれないの?」「どうしてこう思ってくれないの?」って言いたくなることも多いだろうけど、それは、「パートナーだからこういうことをしてくれて当たり前」という自分のイメージを相手に押しつけているだけなんだよ。世間ではそうでも、友達の彼がそうでも、自分の彼がそうじゃないことだってある。だってそういう人なんだもん。

いくら頭の中で「理想の彼」を想像しても、「去年までの彼」に戻ってもらいたいと思っても、「今、目の前にいる彼」が**現実**なんだもん。

だけどできることはある。**人は変えられないけど、自分は変えられる。**たとえば自分が「そうしてあげたくなる人」になることはできるんだ。

そのために今、何をしようか、ということなら、ちゃんと答えが出せるよね。

カチカチ頭を〝解凍〟するには?

人それぞれ、好きなことは違うよね。そして「快」がいのちの最高のガイドなら、頭を使うのが気持ちいい人だっているよ。

そんな人が頭を使いすぎないために、ぜひ意識してほしいのが、**今考えてるのは、「今ここにある」現実なのか、それとも「こうなったらどうしよう」「こうだったらい**

いのにな」という空想なのかを区別すること。そこを認識して、考えることを楽しんでもらいたいんだ。

答えの出ないことに「うーん、どうしたらわかるだろう……」なんて苦しんじゃうから頭がパンパンになっちゃう。

でも「これは答えの出ない空想遊び～♪」と認識できていたら、イメージをあれこれ膨らますのは楽しいし、頭もカチカチにならないんです。

「今」「ここ」に集中する

「時間」というのは一瞬一瞬の「今」という点の集合体です。**明るい未来を手に入れるためには、その一瞬一瞬の今をしっかり感じて、目の前の「今できること」を背伸びしないでやっていくのが一番**なんだ。

未来に対する不安がどうしても振りはらえないような人こそ、明日の心配なんかしてないで、レンガを積み立てるように、「今・ここ」にあるものをしっかり見て、できることをやってみよう。

心配性は「からだ」に出る!?

実はね、からだを観てみると、「答えの出ないことを考えるクセのある人」は、みんな同じからだをしているの。

整体を通してからだを観てわかることは、決して背骨が曲がってるとか、骨盤が歪《ゆが》んでるとか、そういうことだけじゃない。エネルギーが余っていたり、枯れていたりというのも、触ればわかる。感触が違うのね。

どの人のからだも共通して**「エネルギーが余っている」**んだよ。

エネルギーの余っている人たちは常に無意識にそのエネルギーを発散したいと思っているんだけど、その一番てっとり早い方法が**「恐怖心や不安を持つこと」**なんだ。

だから、そういう人はもしひとつ心配事がなくなっても、すぐに次の心配事を見つけようとする。

みんなのまわりにも、「あの人、わざわざ不安になるようなことばっかり考えているみたい……」っていう人、いるんじゃないかな？

サヨナラ、悩める日々！

後から後から心配事を相談してくる友だちに、相談に乗るよりもぜひすすめてあげてほしい**余剰エネルギーの解消法**を紹介します！

恐怖心や不安を持つのが発散になるという特性を生かすなら、現実ではないところで恐怖心や不安を持つのもアリだよ。たとえば**怖いDVDを見る**とかね。

きらくかんでは、そういう人には**ジェットコースターに乗ってきてもらう**ようにアドバイスします。「死んだらどうしよう、ということが頭から離れなくて……」という人に5回くらい連続で乗ってもらうと、「し」の字も浮かばなくなるんだ。

でも一度、発散しても、こころの使い方の方向性を変えないと、しょっちゅうジェットコースターに乗らなきゃならないよね。

そもそも、その「エネルギー」というのは何のためにあるかというと、私たちのいのちを維持し、そして種を維持するため。だから、それに使うのが一番スムーズで気持ちよく発散できるんです。

そのひとつが**セックス。**だってセックスは種の保存のための行為だもん。不安いっぱいの心配性の人や、プチうつになりかかっている人たちというのは、性生活がない人や、性生活が楽しめていない人が多いのは事実。

でもただ、すればいいわけじゃない。**種の保存につながるパートナーとの気持ちの通った、思いやりのあるセックスじゃなきゃ意味がないんだ。**

もっといえば、セックスという行為がなくても、そういうパートナーと一緒にいられるだけでもエネルギーが昇華される。

もし、今そういう人がいなくても大丈夫! 種の保存のためにエネルギーを使うということは、自分のことばかりじゃなくて、まわりの人たちのためにエネルギーを使うということ。

種といっても、自分の子どもとか、親族ばかりじゃなくて、もっと広い意味での種、人間、そして共に生きる動物たちや植物たちも含まれる。

そういう**まわりのいのちにエネルギーを注ぐ楽しさが味わえるようになると、不安**

グセから解放されるようになってくるし、特に女性は120%の力が発揮できるようになるんです。

生殖器の働きが活発になって、女の〝根っこ〟である骨盤が、イキイキとしてくるんだよ。

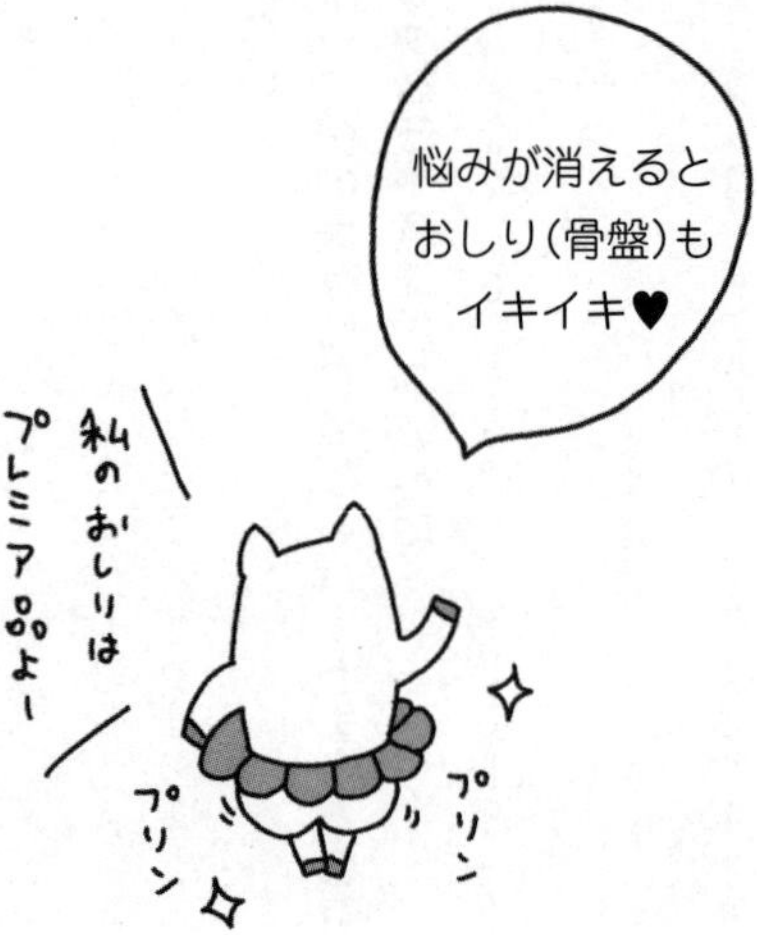
悩みが消えると
おしり(骨盤)も
イキイキ♥
私のおしりはプレミアぷよー
プリン
プリン

Reset!

背骨

―「動きのいいからだ」になる一番の近道!

背骨って、何だか1本の「棒」みたいなイメージがあるけど、実際は椎骨っていう珠《たま》みたいな骨がつながった、真珠のネックレスのようなものなんだよ。だから、からだを曲げたりねじったり、自由に動ける。

頭のところでもちょっと紹介したけど、背骨は神経の束なんだ。脳からの指令は背骨の中の神経を通って椎骨から各部に伝達されるんだよね。

ところがその背骨が固まって動きが悪くなると、各部への伝達も悪くなるし、感覚も鈍くなる。スムーズにからだが使えなくなってしまうんだ。つまり背骨の硬さは単にからだの硬さではないってこと。

からだの要求をキャッチできるようになるには、**自由に動ける背骨づくりが大切なんだ。**

STEP1 まずは背骨をチェックしてみよう！

誰かに手伝ってもらって、自分の背骨の動きをチェックしてみよう。

①背骨の端っこは頭蓋骨の中にあるので、スタートは頭蓋骨のすぐ下です。（首も背骨の一部だよ！）背骨の椎骨一つひとつを触るつもりで（実際には一つひとつわからなくてOK）、指を2～3センチずつ下へずらしながら、背骨を触ってもらいます。1カ所を5秒間ずつくらい。

触られているほうは、触られているところから曲げるつもりでおじぎするように前屈していきます。このとき、触られているところによって曲がりやすさや、感覚の敏感さが結構違います！　それを味わいながらゆっくりやってみてください。

②腰の骨まできたらおしまい。背骨1個1個ずつ、ゆっくりと起き上がります。

これ、やってる本人も椎骨によって動きやすい骨、そうでない骨が自覚できるけど、手伝ってる人もよくわかるの。プチ整体師感覚です。面白いよ。

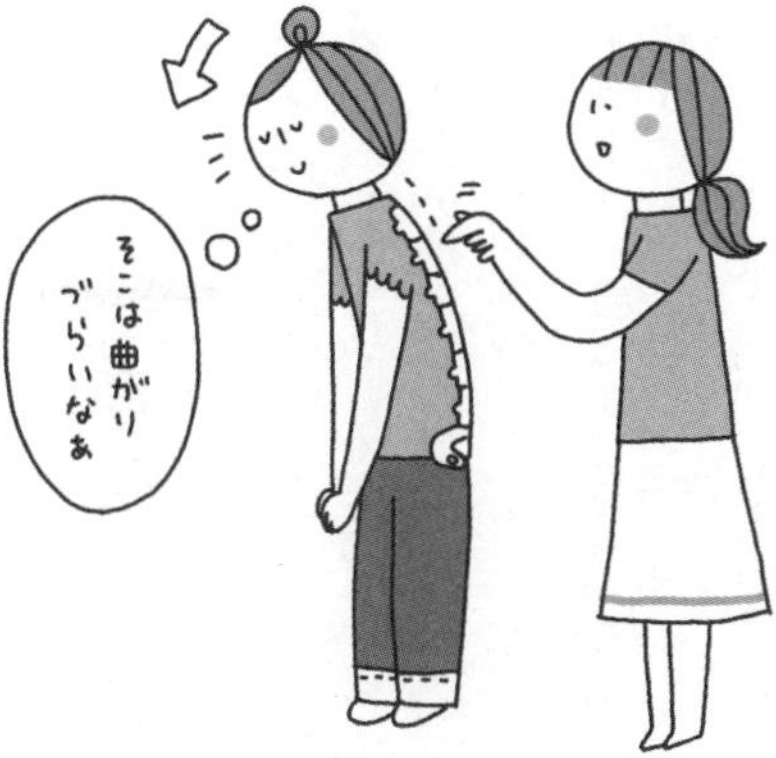
そこは曲がり
づらいなぁ

①背骨を触られているところから曲げていく

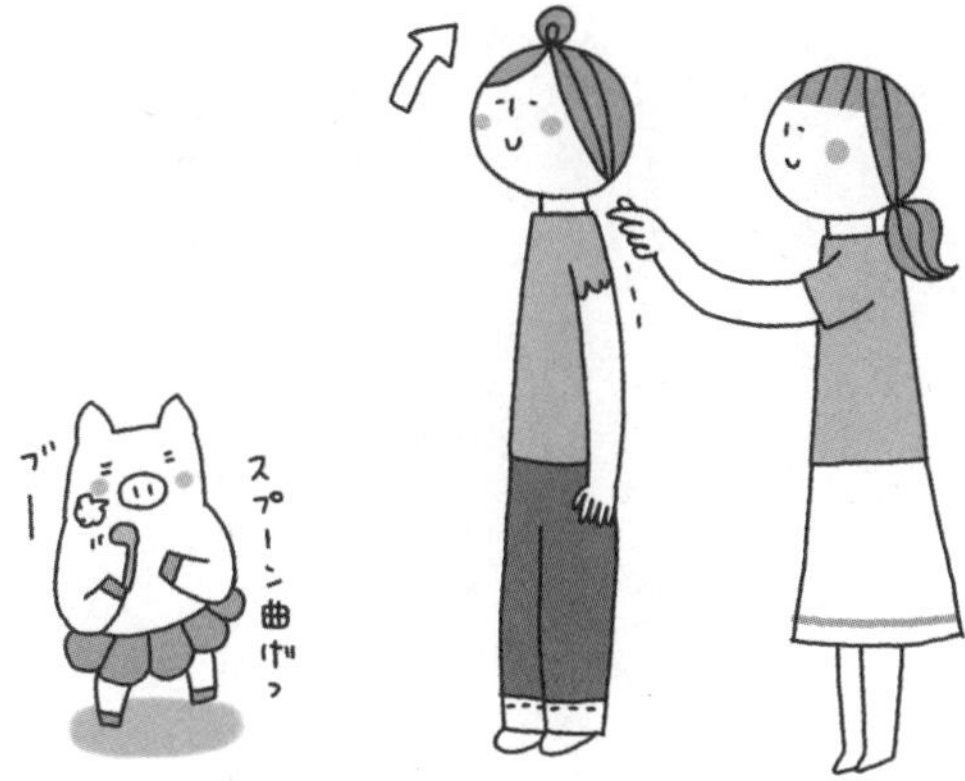
スプーン曲げっ
ブー

②ゆっくり、ていねいに起き上がる

ひとりで行なう場合は「触られているつもりで」一つひとつの椎骨を感じるつもりでやってみてね！

STEP2 「椎骨」を一つひとつ動かしてみよう！

さてもう一度同じように、背骨を触ってもらいます。

今度は触られている骨を動かすつもりになってみよう。どうやったら触られている骨が動くかを探す感じでね。

その骨だけを動かそうとするより、腰をふってみたり、腕を上げ下げしたりして動かしてみるとうまくいきます。背骨も腕も腰も、みーんなつながってるのね！　という発見ができるはず。

また動かすときに、「どうやったら気持ちよく動せるかな？」ということにこだわると、さらにからだの感性が高まります。

ひとりでやる場合はこちらも「触られているつもりで」ＯＫ。ちょっとずつちょっとずつ動かす位置を下げていくつもりでやってみてね。

自由自在! しなやかな背骨を手に入れるコツ

リラックスしたいとき、ストレッチしてみる人も多いよね。

でもどうせゆるめるなら、神経の束である背骨をストレッチすればリラックス効果増大! どの動きも決してムリをせず、気持ちよさを大切に、ゆっくりと行なおう。

背骨ストレッチ

①四つんばいになり、ゆっくりと背骨をアーチ状にしていきます。アーチの真ん中より、頭の先や尾骨のあたりを意識して、背骨全体で大きなアーチをつくりましょう。
ゆっくりと、もとの四つんばいに戻ります。(2回くり返します)

②今度はさっきの逆アーチ、「U」の形のように背骨をそらしていきます。深く曲がらなくてもいいから、頭の先や尾骨のあたりを意識して、背骨全体で大きな逆アーチをつくりましょう。普段縮みがちな背骨の前側を伸ばしてあげてね。
ゆっくりと、もとの四つんばいに戻ります。(2回くり返します)

①背骨をゆっくりと
アーチ状にしていく

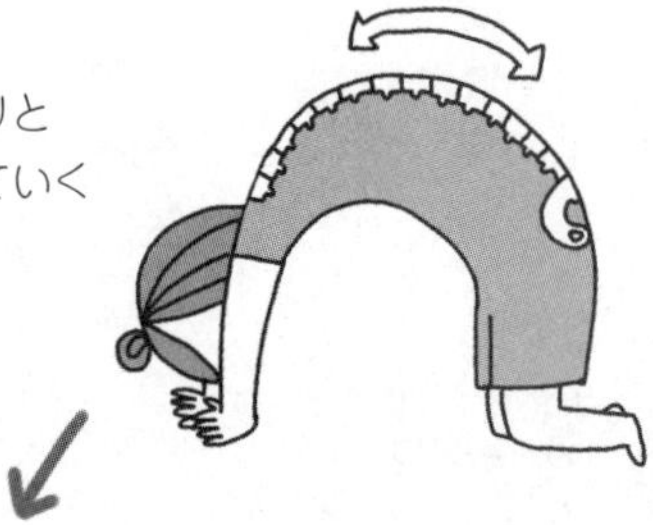

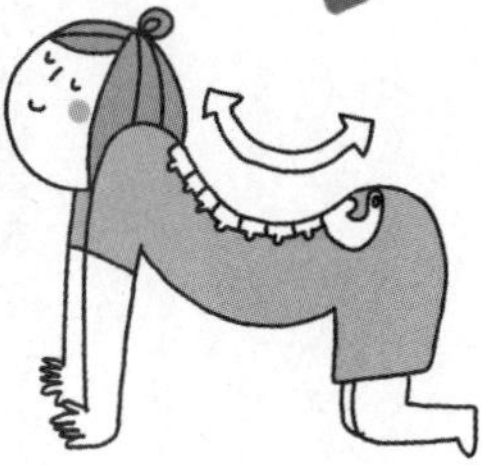

②Uの字のように
背骨をそらしていく

③上から見てCの形に
なるように、
左右に曲げていく

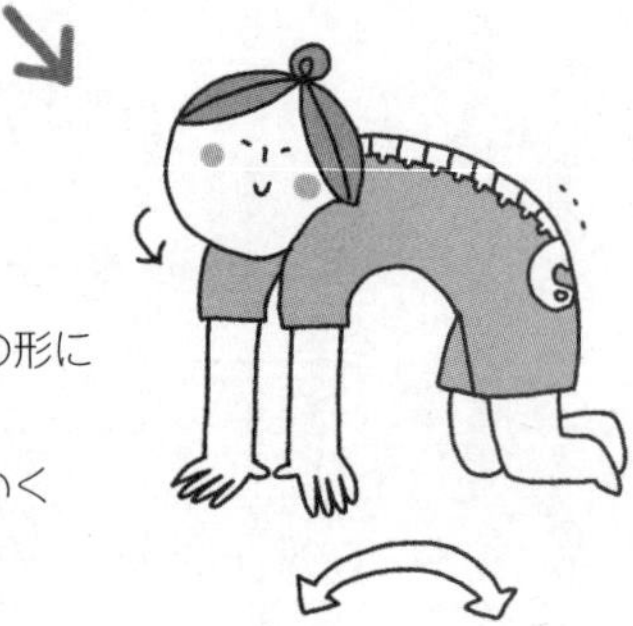

④一方の肩を床につき、
もう一方の手を上げる

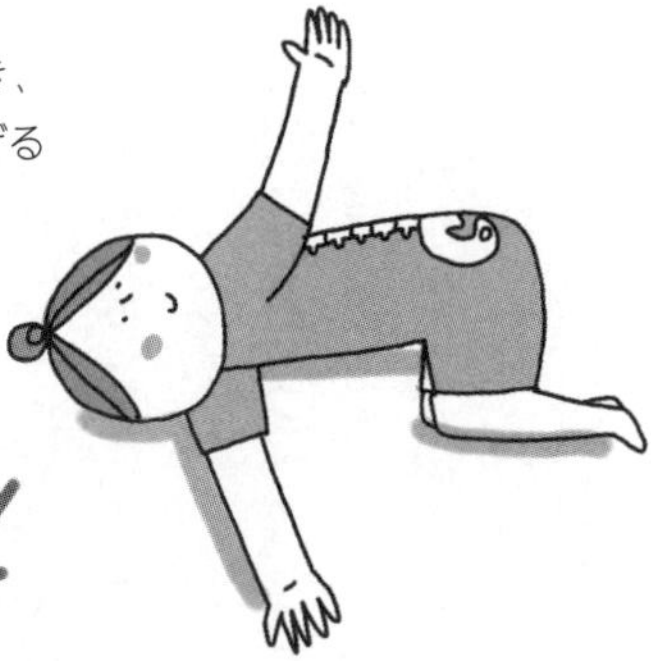

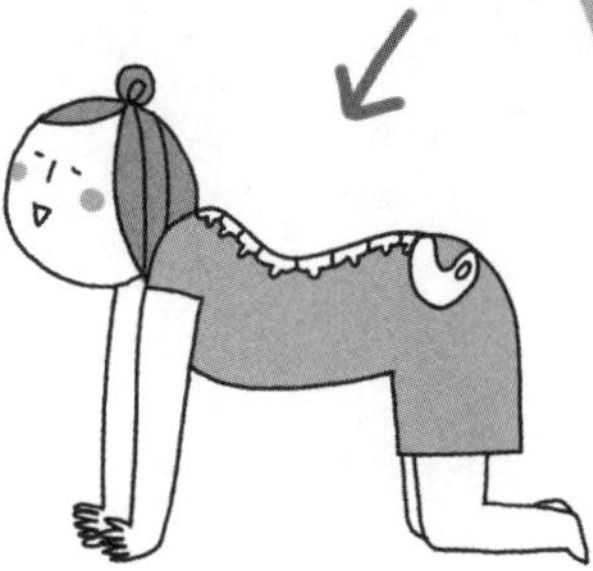

⑤背骨の力を
だらーんと抜く

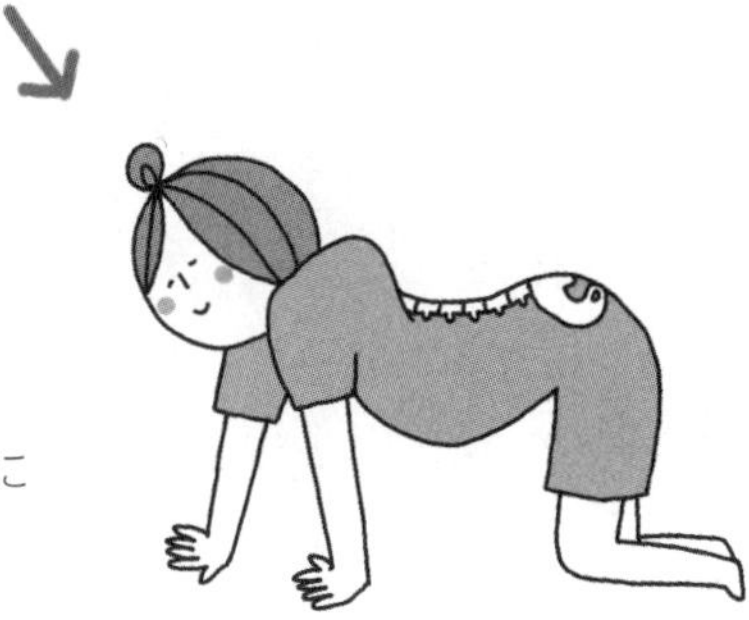

⑥背骨を自由に
揺さぶる

③今度は左右です。やりたい側から、自分のおしりを水平に見るように、（上から見て「C」、あるいは「Ɔ」の形になるように）ゆっくりと曲げていきます。椎骨の側面が伸びる気持ちよさを感じてね。ゆっくりと、もとの四つんばいに戻ります。

逆側も同じように行ない、ゆっくりと、もとの四つんばいに戻ります。（左右交互に2回くり返します）

④次は背骨をねじります。どちらか一方の手を、手のひらを上にして反対側の腕の下を通して肩を床につきます。もう一方の手を上に上げながら、背骨をねじっていきます。筋肉よりも背骨を意識するのがコツ。

ゆっくりと、もとの四つんばいに戻ります。ねじりのときは、戻る動きが最大のポイントなので、特にゆっくり、大切に戻ってください。

同じように反対側も行なって、ゆっくり大切に、もとの姿勢に戻ります。人間の内臓は非対称だから、左右の違いがあるのが自然。その違いを味わってね。（ねじりは刺激が大きいので1回ずつにしましょう）

⑤背骨の力をだらーんと抜きます。ライオンやトラみたいな感じ。肩甲骨が自然とはがれて、肩がすーっとします。（2回くり返します）

⑥四つんばいに戻り、背骨を自由に揺さぶります。今までの背骨の動きを思い出して、気持ちいい動きを探すようにやるのがコツ。腰を振るとうまく背骨が揺さぶれます。大きく揺さぶったり、小さく揺さぶったりしながら、気持ちよさを探しましょう。手首が疲れたら、肘をついてやるとラクです。

＊妊婦さんは、ねじる動きは省いて行なってください。

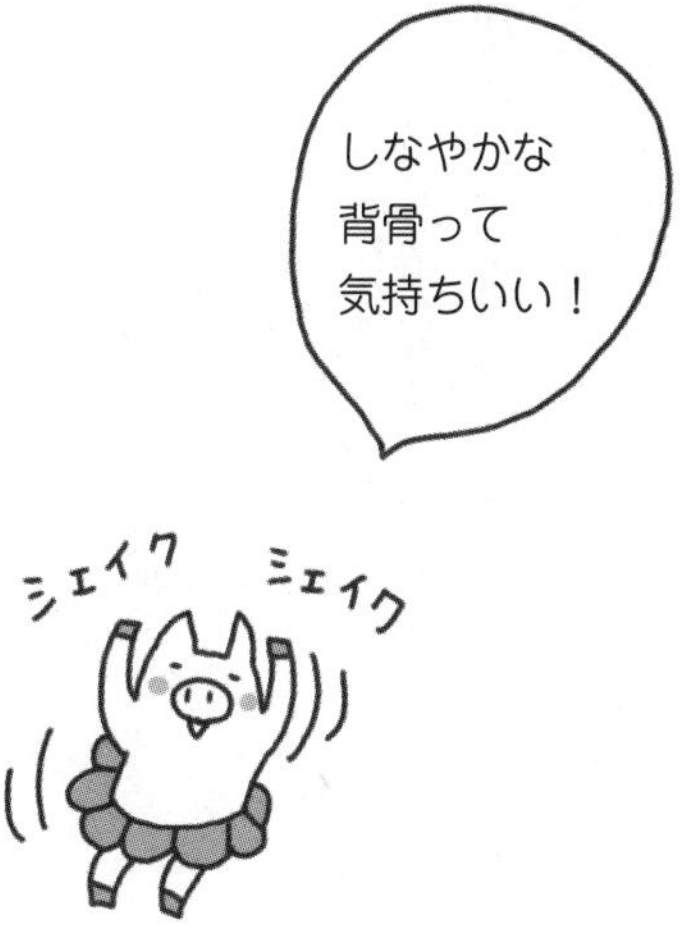
しなやかな
背骨って
気持ちいい！
シェイク
シェイク

Reset!

顔

——顔を見れば、骨盤の状態がわかる!?

私たち整体指導者は、その人の顔を見れば骨盤の状態はだいたいわかります。それは**頬骨と骨盤が対応しているから。**頬骨の動きがよければ、骨盤の動きもいいし、骨盤の動きが悪くなると、頬骨も動かなくなる。

だから、すごく自然な笑顔ができる人というのは骨盤の動きがいい証拠だし、逆に笑っても頬骨が動かない、笑ってるんだかわからないような表情になってしまう人は、骨盤が固まってるんだ。

骨盤美人は、表情美人

おすましやポーカーフェイスもときにはいいけれど、ひまわりみたいに思いっきり笑ってみよう。大きい口をあけるというよりも、頬骨を上げて笑おう。悲しいときは悲しい顔をしよう。思いっきり顔全部で泣いちゃおう。

喜怒哀楽に不要な感情なんてない。悲しいことも、ムカつくことも、フタをしてたらいつまでたってもこころに留まっちゃう。自分の感情を認めれば早く手放せるんだ。

「口角パチン」で子宮が元気になる!

口は陰部と関係が深いの。形もちょっと似てるでしょ?

伸縮自在できゅっと上がった口角は、表情豊かに暮らしていると自然とできてくるんだよ。それと一緒に生殖器まで元気になってくるの。

子どもの頃、口角に指を入れて両側に引っぱって「学級文庫!」って叫んだ経験、ない?

なんと、あれは子宮の調整になるの。コツは肘を上げて、口角を上に持ち上げるようにしてパチン! とやる感じ。コレ、目や首の緊張もゆるめてくれます。

あくびをすると、首のねじれがとれる

からだの営みに不要なものはありません。あくびだってそう。あくびは頭の緊張をとってくれるし、脳にフレッシュな空気をとり込んで、頭をスッキリさせてくれるんだ。

また、**口を大きく開けると首の緊張もとれて、うまくやると首の骨のねじれまで解消できる。**

逆に神経が緊張しすぎると、あくびが出なくなっちゃうんだよ。

実は、ノイローゼっぽい人はあくびが出ない。そういう人に整体するときは、あくびが出せるからだになるように誘導するんだ。

こんなすばらしい働きのある「あくび」。抑えてたらもったいない！

出せるうちがチャンス！　出るにまかせて、大口をあけてゴーカイにあくびをしよう。

緊張した「目」をゆるめるには?

目ヂカラのあるオンナはかっこいい、かもしれないけど、チカラ入りっぱなしにな
ってしまうのは、ちょっと問題なんだよね。
「目ヂカラの入っている状態」っていうのは、交感神経が緊張した状態、つまり頭や
神経が緊張した状態。
だから、いつも「くわっ!」とチカラが入りっぱなしの目になると、頭もパツパツ
に緊張しっぱなしになるんだ。
それにいつも自分の彼女がギラギラした目のままじゃ、彼だって落ちつけない。や
さしいまなざしのほうが一緒にいたくなるんじゃないかな。
オン、オフを上手に切り替えて、ここ一番に目ヂカラを使おう。目のチカラを抜き
たいときには、先述の「口角パチン」や「あくび」が効果的です。

Reset!

腕

――「考え方のクセ」が出やすいところ!

腕はとても頭の影響を受けやすいところ。整体をしていると、**「腕って頭から生えてるの?」**って思えるくらい。

特に、心臓を動かしたり、食べ物を消化したりっていう無意識的な動きではなくて、「ボールペンを握ろう」とか「パンをこねよう」とかいった意識的な動きに忠実に行動してくれるのは、腕や手だよね。

だから意識的な生き方、つまり「○○すべき」という、頭の判断で自分の行動をコントロールしているタイプの人は腕や手がガチガチになっていることが多い。

逆にいえば、腕や手をゆるめてあげると、頭の緊張をゆるめやすいんだよ。

「手」を見れば「こころの中」がわかる⁉

こんなふうに、**「腕」や「手」は繊細に動ける分、その人の思考や感情が丸出しになるところ**なんだ。

私は整体の指導者の養成もしているんだけど、その人に触ってもらうと、その人の思考のクセや感情がだいたいわかる。何考えてるかまではわからなくても、「今、緊張してるな」とか、「あ、今何かを発見したな」とか、こころの中が丸見え。

これ、整体を勉強していない人でも簡単にわかるよ。

たとえばデートで手をつないでると、相手の考えていることがだいたいわかったりするじゃない？「緊張してるな」とか「チューしようと思ってるな」とか。

自己主張が強い人の「親指」はガチガチ

その中でも指の動きには特徴があって、実は5本の指はそれぞれ、つながっている筋肉が全然違うのね。親指は、親指のラインを通って、腕から肩までの筋肉につながっているのに対し、中指から小指は腕の小指側のラインを通って広い背中の筋肉につながっているんです。

だから、たとえばフライパンの柄《え》を持つにしても、親指中心に持つと腕が疲れやすいけど、中指から小指メインで持つと背中の大きな筋肉で支えるから疲れにくい。

そして面白いことに、頭を使いすぎている人、その中でも「私が私が」と自己主張が強い人は、親指が疲れている。横になっても親指だけ力が抜けないの。

逆に、いろんなことを受け入れられる人は中指・薬指・小指を使っているんです。**親指っていうのは「自分」とすごく関係がある**みたい。「自分が」って思うと親指が出ちゃうの。不思議だね。

「親指湯」でリラックス！

ボウルに、お風呂に入るときよりちょっと熱めのお湯を入れて、親指をつけよう。腕の緊張がゆるんで、頭がゆるんで、あくびが出てくるよ。自分やまわりに対してコントロールガチガチだった私にサヨナラ。足湯の要領で両手の親指を6分間＋やりたい側を2分。アロマオイルなんかをちょっとたらすと、とってもいい感じ♪

手首は子宮とつながっている

意外だろうけど、**手首と子宮はつながっている**んだ。子宮筋腫のある人の手首はぼわっとなんとなく太かったり、妊娠中に重たい荷物を提げてばかりいて手首に負担をかけると、子宮がくたびれてきちゃったりするんだよ。

だけど手首は大切にしてあげるとどんどん変わってきてくれる関節でもあるの。きゅっとしまったスッキリ手首を手に入れよう。

手首を柔らかくしよう!

手首も腕と頭の関係性を感じられるところ。どうしてかはわからないけど、手首が硬くなると人の意見が受け入れづらくなる。話がこころに響かないっていうのかな。

また、返事はものすごくいいのに、右から左へ人の話が素通りするタイプも手首が硬い。

だから整体のアドバイスをするときは、手首を調整してゆるめてからにしています。

手首をきゅっと引きしめるコツ

親指を深く握ってゆっくり、大きく、ていねいに手首を回そう。左右の違いや、回しにくいところ、回しやすいところを感じながら、気持ちよさを見つけるように、手首のストレッチのつもりでやってみてね。

手首しめエクササイズ

①腕をまっすぐに伸ばし、手のひらをいっぱいに広げます。

②手の甲を手前に引くように手のひらを返します。このとき肘と指は曲げないように。

「1、2、1、2」のリズムで、手のひらを伸ばす・返すを10回くり返します。

③終わったら手首をぐにゃぐにゃに振ってゆるめておきます。

①腕をまっすぐに伸ばし、
手のひらを広げる

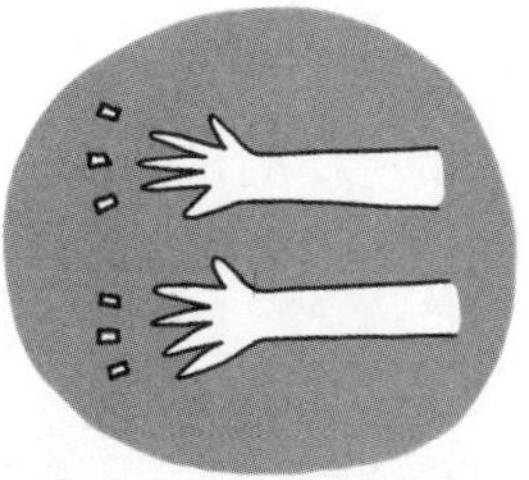

②手のひらを伸ばす・返す
を10回

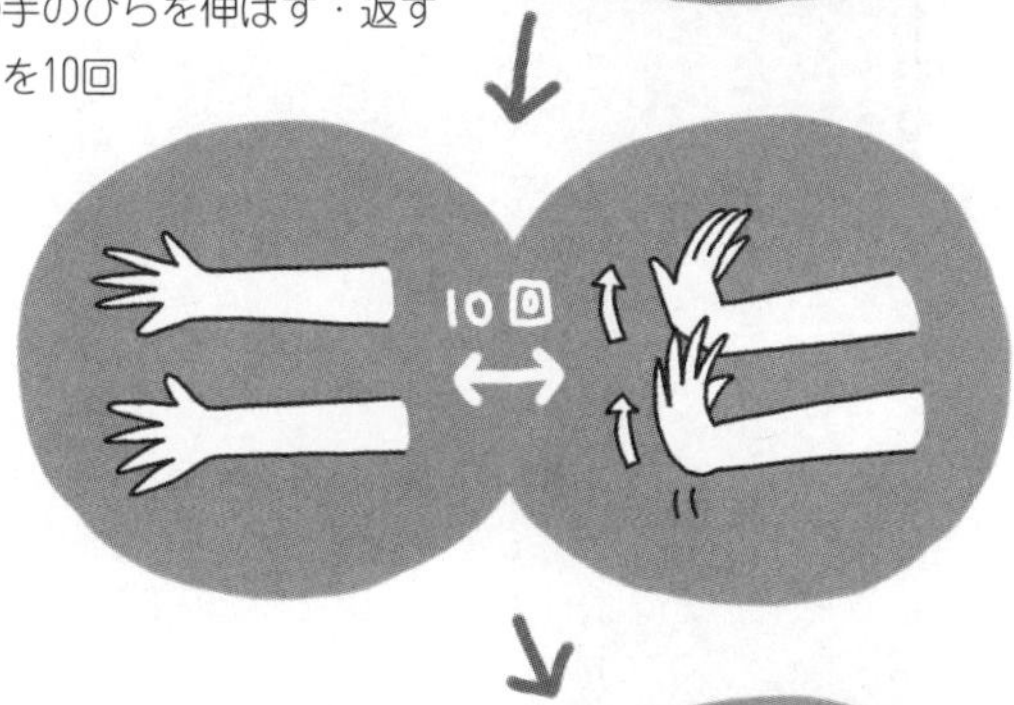

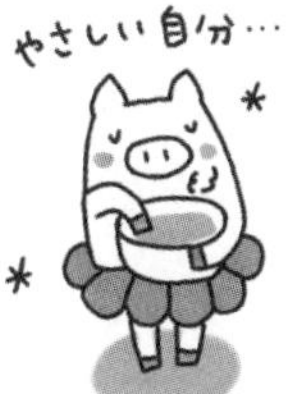

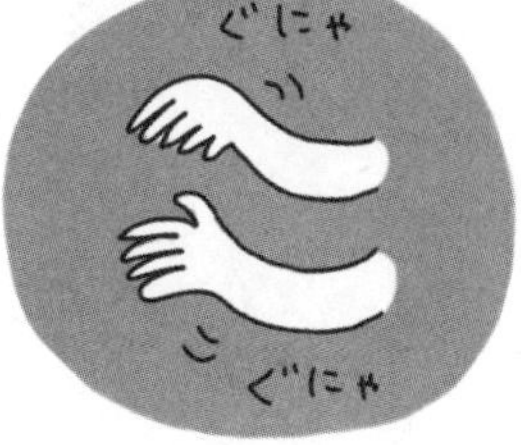

③手首を振ってゆるめる

Reset!

おっぱい★

――丸くやさしく扱おう

おっぱいに限らず忘れないでほしいのは、**「女のからだは○《マル》で構成されている」**ということ。

女としてからだが成熟してくると、太っているとかじゃなくてからだが丸みを帯びてくる。だけど丸くなろうと思っても、持ち主の自分自身が丸く使わないでいると、丸くなりたくてもなりづらいんだよ。

たとえば、お風呂でからだを洗うときは丸く洗おう。もしおっぱいが小さくてもゴシゴシ直線で洗ったりしないこと。

おっぱいも、お腹も、おしりも、丸く丸く。丸く扱ってあげると丸くなってくるんです。

呼吸器とおっぱいの不思議な関係

おっぱいは肺の上に乗っかってるので、呼吸器と関係が深いの。年をとるとおっぱいが垂れるとか、授乳をしたらおっぱいが垂れたなんていうよね。そりゃあ重力がかかるから、年々いろんなものが下がってくるのは宇宙の法則なんだけど、呼吸器がくたびれていてもおっぱいは垂れやすくなるの。

また**呼吸器の働きが悪いとおっぱいが育たない**のよ。おっぱいの小さい人の肋骨《ろっこつ》はガチンガチンで動きが悪くなっているケースが多いんだ。

もちろんおっぱいの大小は遺伝的なものも大きいので、小さいおっぱいは全部が全部、呼吸器が原因とはいわないけれど、「いやー、こりゃあ本当はもっと育つのになあ」っていうおっぱいはたくさんある。

呼吸器というのは、もちろん呼吸をするところだから、活発にするためには、いつも気持ちよく深い呼吸、吸うときも吐くときも、すがすがしい呼吸ができることが大切。

さらに、もうひとつ、呼吸器の元気度には、「自己表現」が関わっています。

不思議なことに、**言いたいことを言えないでいると、呼吸器は委縮してきちゃうん**だよね。

とはいえ、おしゃべりな人が自己表現できているわけじゃないんだよ。息つく暇もないほどしゃべってばっかりいるんじゃなくて、自分が本当に感じていることを表現していることが大切なんだ。

自分は何を感じているのか、それを気持ちよく表現できているか、それが呼吸器を元気に使うポイントです。

Reset!

脚

——美しさの秘密は「生殖器」にあり!

整体で、脚を観察してみて感じるのは、女性と男性は脚の働きが違うということ。女性の脚はまるで卵巣から生えてるみたいなの! 実際、卵巣と脚の位置関係もそうなっているよね。

だから、**脚を触るとその人の生殖器の働きがわかる**んだ。

これ、男性の脚には当てはまらない。たしかに形状的にも脚はタマタマから生えてないしね。

みんな、きれいな脚ってあこがれるよね。でも、もし、イキイキとしたからだづくりをしたいなら、ただ細い、棒のような脚を目指すのはやめよう。

生殖器に元気が出てくると、脚がきれいになってくる。細いんじゃなくて、メリハリのある、触って気持ちいい、弾力のある脚になってくるんだよ。

魅力的な女性の太ももは太い!?

産後によく聞くのが「骨盤はしまったんだけど、太ももが太くなっちゃった……」という声。実はこれ、出産を通して生殖器が成熟したからなんだ。生殖器が成熟してくると太ももにハリが出てきて丸くなってくるんです。

太いといってもブヨブヨ・タプタプの太さじゃなくて、ほどよい柔らかさとハリのある太さ。

特に内股の筋肉が柔らかく、しかもハリのある気持ちいい脚は、「おいしい女」の証《あかし》だよ。

足首の動きは骨盤の動き

脚の中でも**足首は、卵巣と関係が深い**んだ。

だから、足首を握るとだいたいその人の卵巣の働きがわかる。左右どっちの卵巣のほうが元気かとかもね。

また足首の動きは骨盤の動きとセットになっているから、足首の回り具合で自分の骨盤の動きもチェックできる。

スッキリと引きしまって柔軟な足首は生殖器も骨盤も元気な証拠。やっぱり足首のしまった女はいい女なんです。

そしてありがたいことに足首は変化しやすい関節でもあるので、今は太くても、ていねいにケアしてあげると、どんどんしまってくるの。

これから紹介するエクササイズも、2週間でかなり変化が実感できるよ。

足は2本の骨でできていて、その骨と骨の間が広がっちゃうと太くなるのね。この足首回しをするとその2本が寄ってくる。人によっては1回で7ミリくらい細くなることもあるんだよ。

足首回し

①壁に寄りかかって座り、脚はラクな角度に広げる。

足首をゆっくり、ていねいに回します。親指が常に一番遠くを通るように、大きくきれいな円をイメージして。回す方向は、どちらでもやりやすいほうからスタート。

きれいな円を描きたいのに、ククッと引っかかるところや、直線っぽくなってしまうところなどがあるはずなので、そういうところほど、気持ちをこめてゆっくりと。

②円の中でもつま先を伸ばす半円より、つま先を手前に引く半円のほうがポイント。足首を引きしめてくれます。つま先を手前に引くときは、かかとはグッと突きだして、足の裏側の筋肉が伸びる感じを意識しましょう。

左右の違いも感じてほしい。誰だって左右どちらかに重心がかかっているから、かかってる側の足首は負担も大きくなっています。左右差が大きい日は、足湯をして左右差をとってあげましょう。

③足首の感じが味わえたら、反対回しも同じようにやります。

④終わったら足首の力を抜き、ほぐすように振っておきます。

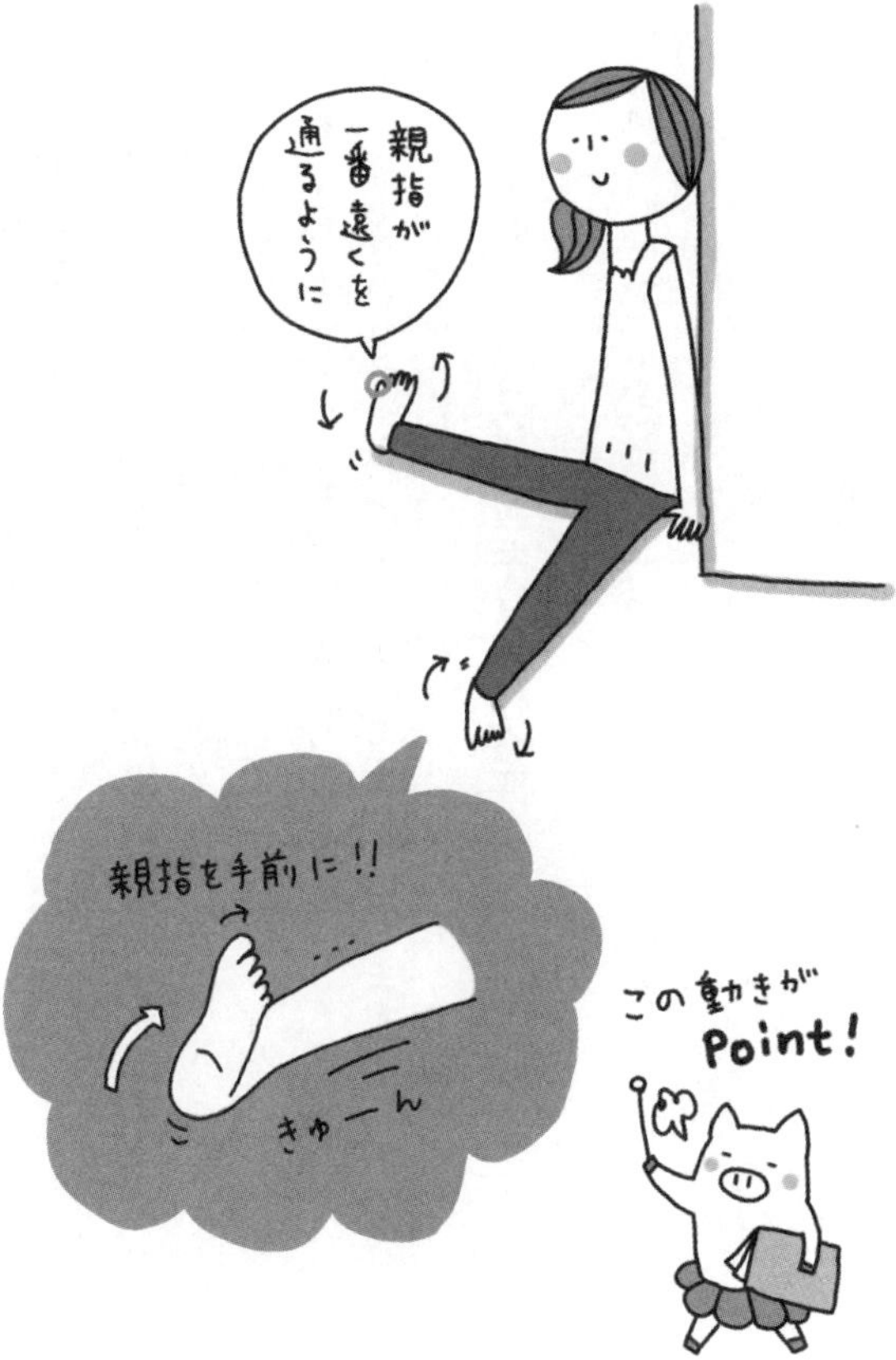
親指が一番遠くを通るように
親指を手前に!!
きゅーん
この動きがPoint!

★ゆっくり、ていねいに回すのがコツ!

足指グーパー

①壁に寄りかかって座り、脚はラクな角度に広げます。かかとをグーッと突きだして脚の裏側の筋肉が伸びるのを感じながら、足の指を思いっきり「パー」にします。
②脚全体（指も）の力を、ポッと抜きます。「パー」「ポッ」をていねいに、足首がきゅーっとくる感じを味わいながら5～10回行ないます。
③終わったら足首の力を抜き、ほぐすように振っておきます。

大股で歩くと、気分がスッキリ晴れる理由

女性の脚は卵巣から生えた生殖器であると同時に、呼吸器とも関係が深いんだ。これは男女ともに共通しているの。

特に脚の裏側、太ももの裏側は呼吸器とすごく関係していいて、ここが縮むと胸も縮んで息苦しいんだよ。胸が縮むとやっぱり気持ちも晴れない、モヤモヤと不安な感じになっちゃうんだ。

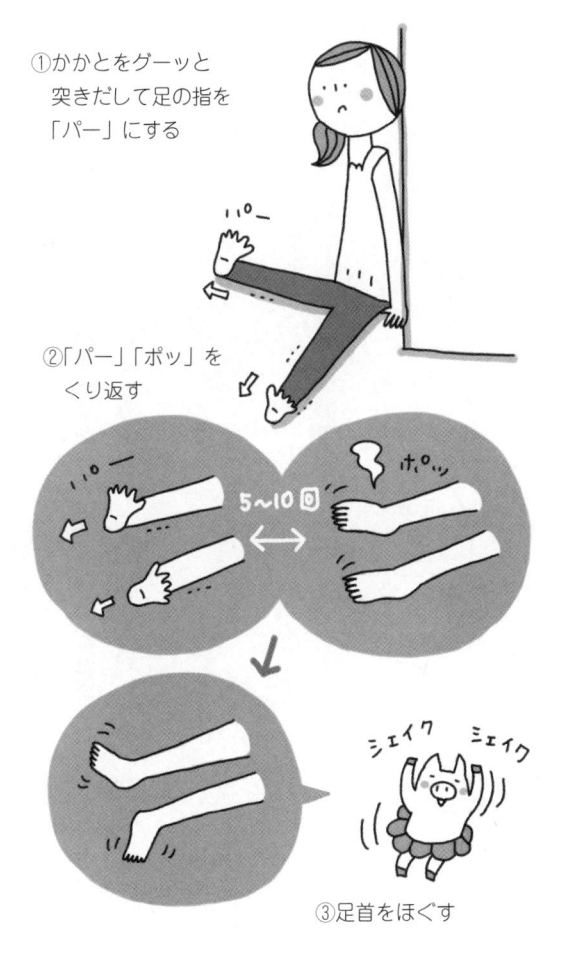

①かかとをグーッと
突きだして足の指を
「パー」にする

②「パー」「ポッ」を
くり返す

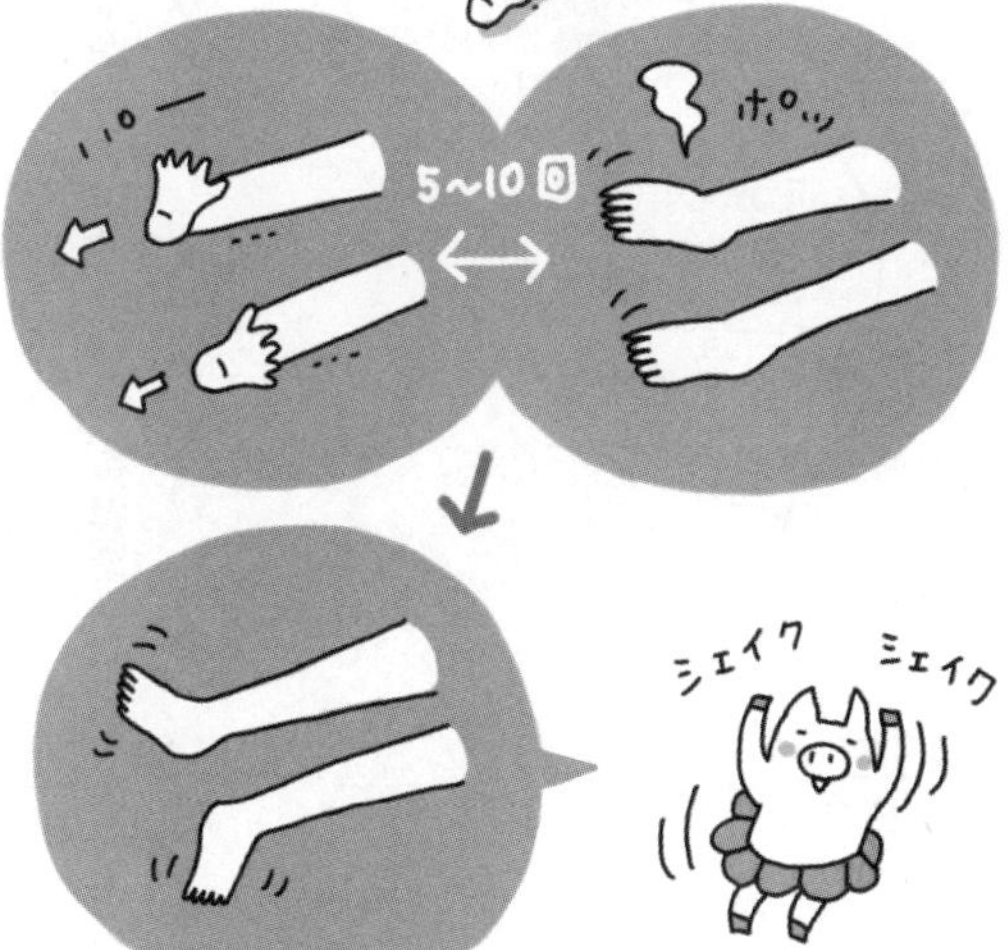

③足首をほぐす

そんなときは裏ももをストレッチするような気持ちで大股で歩いてみよう。胸が気持ちよく開いて、気分も晴れてくるよ。

特に「登る動き」は裏ももが伸びるから、山登りなんか最高！　山を歩くとスッキリするのは、こういうからだのしくみも関係しているんだね。

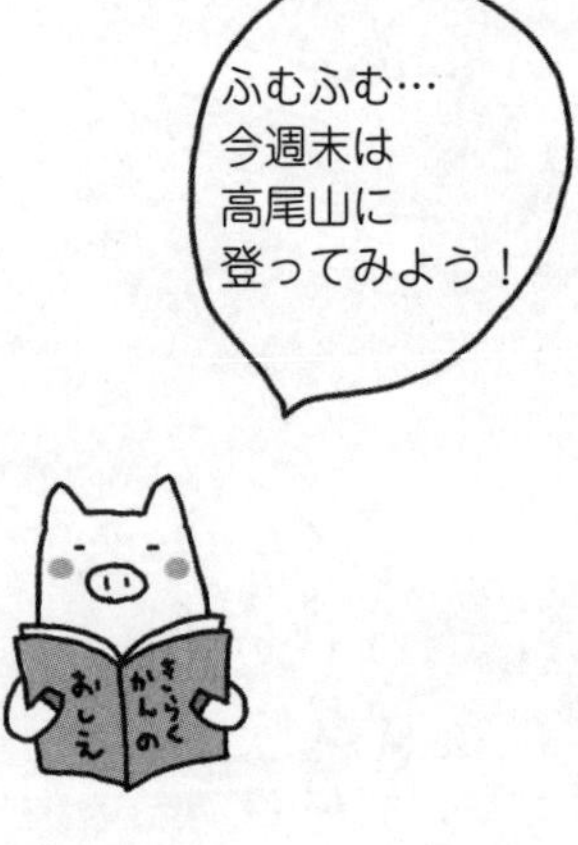
ふむふむ…
今週末は
高尾山に
登ってみよう！
きこうくかんのおしえ

part 3

生理痛、肩こり、腰痛、便秘、むくみと一生サヨナラする方法

——それは驚くほど簡単に！

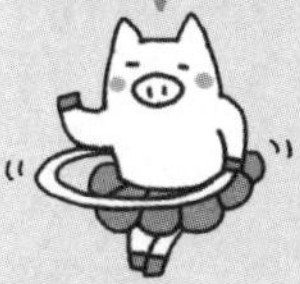

「使い方」を変えれば、からだは変わる！

整体を受けにくる人たちは、いろんな悩みを抱えています。

「腰が悪いんです」「首が悪いんです」「胃が悪いんです」……。

でもね、まず知っておいてほしいことがあるの。それはね、**「悪いからだ」なんてひとつもない**ってこと。

不調も含めてからだに起こることは、すべて必要なこと。もっといい状態に、気持ちよくいられるように整えようとする働きなんです。

どんなからだも、生きてるだけで完璧。これは間違いない。

だから、もしどこか不調があるなら、それは**からだの「使い方」**に問題があるということなんです。

からだの不調、ひどい人だと「この腰、この腰痛のせいで私の人生メチャクチャなんです！」なんて訴える人もいる。

気持ちはわかるけど、腰が悪いわけでも、腰がその人をメチャクチャにしているわけでもないんだよ。そういう腰にしちゃったのは持ち主、つまり自分自身の使い方なんだ。

そしてくり返し言うけど、**からだはどんどん変わる**んです。使い方を変えたら必ず変わる。

だから、今どこかの調子が悪くても、使い方を変えれば明日もそうだとは限らない。いくらでも調子よくすることはできるんだよ。

逆に整体を受けようが、病院に行こうが、からだの使い方を変えなければ、どこかを治してもまた同じところの具合が悪くなる。だって使い方が同じだったら同じところに負担がくるんだもの。

みんなが持っているいろんなトラブル、自分のからだの使い方の何が問題なのかを見つけて、上手な使い方を身につけよう。

ここが知りたい！

「気持ちいい生理」で、からだの大掃除！

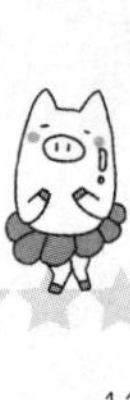

ここでもやっぱり骨盤が大事！

骨盤のところでも説明したけど、整体的に観ると、生理痛というのは、生理に伴う骨盤の開閉がスムーズにいっていないときに起きる。ひと月の中で一番、骨盤が開きたい生理のときに、うまく開けない「ミシミシ感」なんです。

腰というよりお腹が痛い生理痛の場合も、やっぱり骨盤が原因なんだよね。骨盤と子宮って本当にセットになっていて、骨盤が緊張してると子宮も緊張して硬い感じになってる。そうすると生理がスムーズに進まないんです。

そして生理痛がつらいのは、出産前の女性に圧倒的に多い。よく「出産したら生理痛がなくなった」という声を聞くのは、**出産を通して骨盤の開きがよくなる**からなんだ。

生殖器の成熟っていうのは、からだの成長よりも遅くって、だいたい20代後半なの。昔はもっと早かったんだけど、現代人の生活、つまりからだを動かさない「頭」中心の生活や、男女平等にこだわりすぎて男だか女だかわからないようなこころやからだの使い方がそうさせてしまったのかもしれない。

妊娠出産を経ると生殖器も成熟しやすくなるので、そういう意味でも生理痛が減るんだと思います。

生理前は、食べても食べてもお腹がすきます

生理前の過食は骨盤が開きたい要求の表われなんです。**食べると骨盤が開く**んだ。骨盤がうまく開かないとやたら食べたいし、食べても食べてもお腹がすくんだよね。

だから、目や頭を使いすぎて、骨盤の緊張が強い毎日を過ごした月ほど過食になってるはず。骨盤の動きがよくないと、食べたい欲求が、生理が始まっても続くことも

ある。

それも、どっちかというとからだに悪そうなジャンクフードや、甘いものや、こってりしたものが食べたくなるのは、そういうものを食べると肝臓がくたびれて、べろーんと広がった感じになるから、その影響で骨盤が開くわけ。

骨盤の緊張をとって、生理に向かってスムーズに開ける自由な骨盤にしてあげれば、生理前の過食はなくなります。


実は生理前にセックスしたくなるのも同じ理由。セックスって生殖行為だから、一番気持ちいいのは排卵のときのセックスなの。排卵のときは、大好きな人と愛を深めるようなセックスがしたくなるのね。

一方、生理前のは生殖にはつながらない、ただダイレクトな刺激を与えて骨盤を開かせようとするからだの要求だから、ヘンな話、相手はどうでもいい！　とにかく入れて！　オナニーでもいい！　みたいなセックスなんだ。

これに関しても、生理に向かってきちんと開ける骨盤にしてあげれば、生理前だからセックスしたい！　という欲求はなくなるんだよ。

生理前に頭痛がするのはなぜ?

からだって、いろんなところがつながっているんです。

たとえば**骨盤は、後頭骨や肩甲骨とセットになって動いているの**。形もちょっと似ているよね。

生理に向かう骨盤の開いていく動きにしても、排卵を過ぎると、まず後頭骨が開いてきて、肩甲骨が開いてきて、そして骨盤が開いていく、と連動してる。

つまり、**開く動きのスタートは後頭骨**ってこと。その時点で頭が緊張して動きがよくないと、スムーズに開けずに「ギギギギ……」っていう感じになるから痛くなるんです。

生理前、自分でもイヤになるほどイライラしちゃう

こころの動きとからだの動きは関係しているという話をはじめのほうにも書いたけ

ど、「イライラ」というのもその代表的な例なんだ。

私たちがイライラするのは、イライラするネタがあるからじゃない。**からだがイライラするような状況になると、ちょっと思い通りにいかないことがあるとかいった、ささいなことでイライラしてしまう**んだ。

で、そのからだの状況っていうのは、骨盤とその真ん中の仙骨《せんこつ》っていうところとのチョウツガイ「仙腸関節《せんちょう》」っていうところの動きが悪いとき。（どうも右側の動きが悪い人のほうがイライラ感が強いみたい）

いいかえれば、やっぱりこれも骨盤の動きが悪いとき、骨盤が開きたいのに開けないときなんです。

そして、からだのイライラの原因は、目や頭の疲れよりも、ガードルやキッキツのジーンズなど、外側からのしめつけが大きいんだよ。

生理の前は眠くて眠くて仕方ありません

これも、骨盤が開いてくるからだね。骨盤が開くと眠くなります。

また、実際からだを観ると、眠気を感じることで頭が働きすぎないように、からだがさせているようにも思える。

生理前の眠気が悪いわけじゃないんだから、ムリに変えようとせず、「そういうものなんだ」って受け入れてあげよう。

生理中、お腹がポッコリはるのは、どうして？

生理中は子宮や卵巣が膨らみます。その圧迫でガスがたまりやすくなったりもするんだよね。

これも骨盤がスムーズに開いていれば、たいして気にならないんだよね。

生理周期が不安定です

生理の周期は個人差があると思われているけど、基本はお月様と同じ28日周期。つまり、私たちのからだは月の満ち欠けに影響されているの。

昔はね、女の人は一斉に生理になっていたんだって。きっと、今よりも自然と仲よく共存していたからなんだろうね。そもそも人間だって自然の一部。私たちのからだは一番身近な自然なんだよね、本当は。

だけどそれを忘れて、人間が自然をコントロールしているという勘違いをするようになったから、生理もバラバラになっちゃったのかもしれないな。

生理周期が長い人は、やっぱり骨盤の開閉の動きがスムーズじゃないからなのね。だから骨盤を整えればわりとすぐに安定してくるんです。

面白いのは今の周期が35日だろうと40日だろうと、**「私は28日で生理がくる」と思って手帳にも28日後にしるしをつけて、そのつもりで暮らしていると、本当に28日に近くなってくること！**　もちろん、骨盤のコンディションがよくなるように、気持ちよく暮らすことが第一だよ。

生理周期が短い人は、卵子が未熟だったり、卵子の勢いがなくなってきたりする人に多いみたい。卵巣を元気にするように、脚や足首をかわいがってあげると変わってくるよ。

明日、生理が始まる！――そのことに気づく方法ってありますか？

これは、骨盤の動きがいい人とそうでない人でずいぶん違うと思う。

本来は、生理が始まる直前は骨盤が開いて下がってくるから、歩いていてもなんだか足が前に出ない、モコモコした歩き方になるし、頭もほわーんとしてくる。下腹部も充血して重みを感じる。

骨盤の動きがスムーズなら、それで即、生理が始まるけど、そうでないと、ここからまだ数日かかってしまうよね。

生理痛がひどいとき、即効のワザは？

まず自覚してほしいのは、からだのどんなトラブルも突然やってくることは絶対にないってこと。生理痛だって、生理痛になるような骨盤をつくる使い方をしてきたからなるのね。

だから、生理痛がひどいから、さあ、どうしよう！　ではなくて、来月の生理に向かって、骨盤や、こころやからだを気持ちよく使おう、と思ってほしいの。**生理はその月1カ月の使い方の結果発表みたいなもの**なんだから。

「使い方が悪くて痛くなっても、コレをやればいいや」じゃあ、全然からだは変わらないし、いのちは輝かないんだよ。

だから、今月の生理痛が重かったら、まず反省してほしい。そしてからだにも「ごめんね」と言ってあげよう。そして来月は気持ちいい生理を迎えられるように暮らす決意をしてほしいんだ。

さて、その上で生理痛の対処法としては、要は骨盤の引っかかりをスムーズにしてあげればいいわけ。そのためには**からだの緊張をとること・温めること**の2つが有効なんだ。

前章の「骨盤」で紹介したケアやエクササイズはどれも有効。

骨盤の動きが悪いといっても、程度や状態は人それぞれだから、普段から試してお

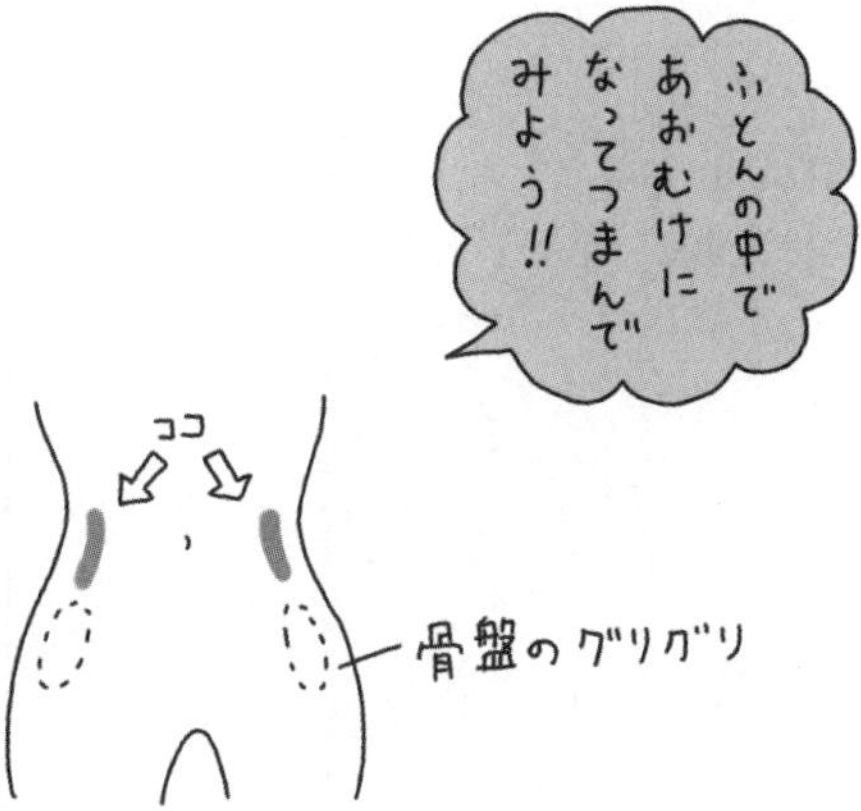
ふとんの中で
あおむけに
なってつまんで
みよう!!
ココ
骨盤のグリグリ

★骨盤のねじれはココでわかります！

いて、「今の自分ならどれをやりたいかなー」ってからだと相談しながら選ぼう。

また、骨盤がねじれているときは生理痛がきつい。

左右のウエストの奥のほうにある筋肉をつまんでみて片側だけが厚ぼったく硬かったら、それをもみほぐすようにすると骨盤のねじれがとれるのでラクになります。

前に紹介したカエルエクササイズ（61ページ）もオススメ。

ここが知りたい！

肩こりの原因は「食べすぎ」と「目の疲れ」！

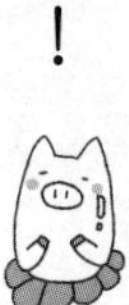

なぜ大人になると肩がこる？

成長過程にある子どもたちと私たち大人は、からだの弾力が違います。それはもう仕方がないこと。

だから、くったくたになるまでからだを使っても一晩寝れば疲れがとれちゃう子どもたちと違って、私たち大人は眠ったくらいじゃとれない疲れというものがどうしても発生してしまうの。

だから肩に限らず「こり」と呼ばれるような疲れがからだに出てくるんだ。

肩こりの大きな原因は2つ。

ひとつは食べすぎ、ひとつは目の疲れなの。

肩こりとひと口にいっても、こっているところは様々。肩というより首だったり、背中だったりね。


食べすぎによる肩こりは、肩や首の下のほう、そして背中のこりです。

やってみよう！　食べすぎチェック

食べすぎかどうかっていうのは、量じゃないのね。毎日の生活は、一見同じように見えても、使ったからだの部分やストレスのかかり具合、その日の消化器の調子などで変わるから、同じものを同じ分量食べても違ってくる。

そこで、食べすぎチェック！　わきの下の背中側、ちょっと水かきみたいになっているところをつまんでみよう。

想像していたよりも厚ぼったかったら食べすぎ。**左が厚ぼったいのは量の食べすぎ**で、**右が厚ぼったいのは栄養のとりすぎ**です。

ここが厚ぼったくなると肩甲骨の動きが阻止されて肩の動きが悪くなる。だから、肩こりをとりたかったら肩をもむよりも、ここをもみほぐしたほうが消化器の働きもよくなるし、肩もスムーズに動くようになるよ。

もうひとつの肩こりの原因は**目や頭の疲れ**。

肩こりというよりも、首こりに近かったり、肩甲骨が筋肉に貼りついたように動かないとか、**背中というより背骨がこったような感じになる**の。

解決方法は目や頭の疲れをとることなので、63ページからの頭の疲れのとり方を参考にしてね。

ひどい肩こりはこの2つが複合したタイプなので、いくらマッサージに行ってもからだの使い方を変えなければ、変わらない。

逆にいえば、どんなにひどい肩こりでも、使い方を変えれば必ず解消するってこと。食べすぎをやめて、目や頭の疲れをとれば、どんな肩こりも解消するんだよ！

我慢できる程度なら放っておいても平気？

からだってすごくよくできていて、不要な営みっていうのは一切ない。肩こりだって必要だからなっている。**肩に防波堤のような「こり」をつくることで、脳へのダメージを与えないようにしているん**です。

たとえば食べすぎからくる肩こりは、食べすぎて汚れた血液が脳に行かないようにする肩こりだし、頭の疲れによる肩こりは、緊張して細くなっている脳の血管を守るための肩こりなの。

だから、からだの使い方を変えないで、ただ「こり」だけをもみほぐすようなことは、とても危険なこと。つまり、大切なのは、肩こりをとることではなくて、肩にこりをつくる必要をなくすようにしてあげることなんです。

そしてこりに限らず、からだの不調をそのままにしておくか、解消するかはあなた次第。こりを放置していいかどうか、ということより、使い方を変えるか変えないかは自分で選択すること。

でも不調になっているのに使い方を変えなければ、さらに不調になるのは当然だね。不調が解消されなければより大きい不調につながるのは仕方のないこと。どこで解消するかは自由だけど、大きい不調は解消するのにもそれなりの努力がいるので覚悟しよう。

自覚がないけれど、人から「こってるね!」と言われる

からだの機能のすごさのひとつは、順応性なのね。

たとえば目や頭を使っていると、はじめのうちは疲労感を感じるんだけど、さらに酷使しつづけていると疲れを感じなくなってくる。「いちいち疲れを感じてたらやってられません!」ってことなんだろうね。

この鈍さはやっぱり怖い。疲れがたまっていることに気がつかなければどんどん蓄積されて、気がついたときにはいのちと引きかえに疲労解消! なんてことに。これはイヤだよね。

実際、整体を受けたり、からだの使い方を変えたりすると、疲れやすくなったり、

風邪をひきやすくなったりする。これはからだが弱くなったのではなくてからだの感覚がよみがえって敏感になってきたり、風邪のような症状を使ってこまめに調整できるようになってきた証拠。

自覚がないのに「すごくこってますよ！」と指摘されたら、もしかしたらからだの感覚が鈍っているのかもしれないから、自分がきちんとからだに意識を向けてるか、もう一度チェックしたほうがいいと思うな。

ただし、実はマッサージが下手で、その場で肩が緊張するってことも少なくない。美容院のサービスのマッサージ、あれもうれしいときとそうでないときがあるよね。やっぱり人に指摘してもらうより、自分の快・不快という感覚を研《と》ぎすますこと。それが一番たしかだと思うよ。

肩こりになりやすい性格ってある？

私たちの「今のからだ」っていうのは、「今までのこころやからだの使い方の現時点の結果」。

だから、こころの使い方も肩こりになる要素としては大きいよね。必要以上にいつもいつも神経や頭を使っていると、肩甲骨まで頭のほうへ上がっちゃう。上がったまま固まっちゃうんだよね。

それから肩甲骨は胸の裏側にあるから、呼吸が浅いとやっぱり肩甲骨の動きが悪くなりやすい。呼吸が浅くなる原因としては**「言いたいことを言えないこと」**がある。

いい子にならなきゃ！　って生きてると、こういう肩甲骨になりやすいんだ。

ときにはまわりの目を気にせずに、自分の意思を思いっきり表現していくことも、肩のこらないからだづくりになるはずだよ。

いつでもどこでもできる肩こり解消法は？

くり返すようだけど、やっぱり普段のからだの使い方を変えないと意味はないんだ。

でもちょっとした解消法としては、「肩甲骨を動かす」こと。肩をもむのは一時的には気持ちよくても、肩の筋肉をさらに硬くしてしまうし、脳への血流が一気に増大してしまうので、あまりおすすめできないな。

肩甲骨エクササイズ

・立ってやっても座ってやってもＯＫ！

①背筋を伸ばし、肩を耳にくっつけるつもりで、肩甲骨をグーッと上に上げます。もうムリ！　ってところまで上げて、ちょっとキープ。

②一気に力を抜いて、ドサッと下ろします。

①～②をもう一度くり返します。

からだの力を抜いて、２～３呼吸、今のからだの感じを味わいます。

③肘を張って胸を広げ、左右の肩甲骨を寄せるように両肘を後ろに引きます。肩甲骨を意識するのがポイント。もうムリ！　ってところまで寄せて、ちょっとキープ。

④力を一気に抜いて、ドサッと下ろします。

③～④をもう一度くり返します。

からだの力を抜いて、２～３呼吸、今のからだの感じを味わいます。

①肩甲骨をグーッと
上に上げる

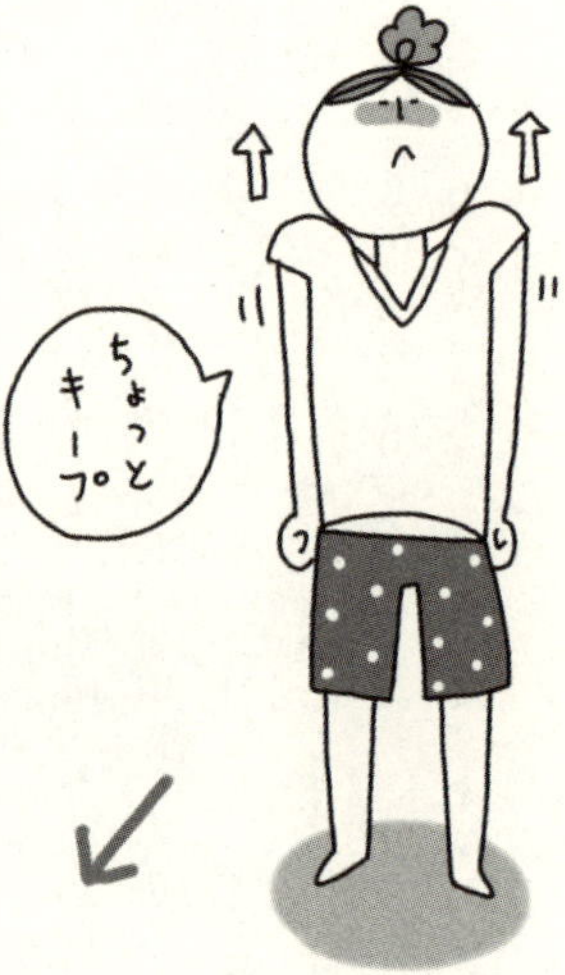

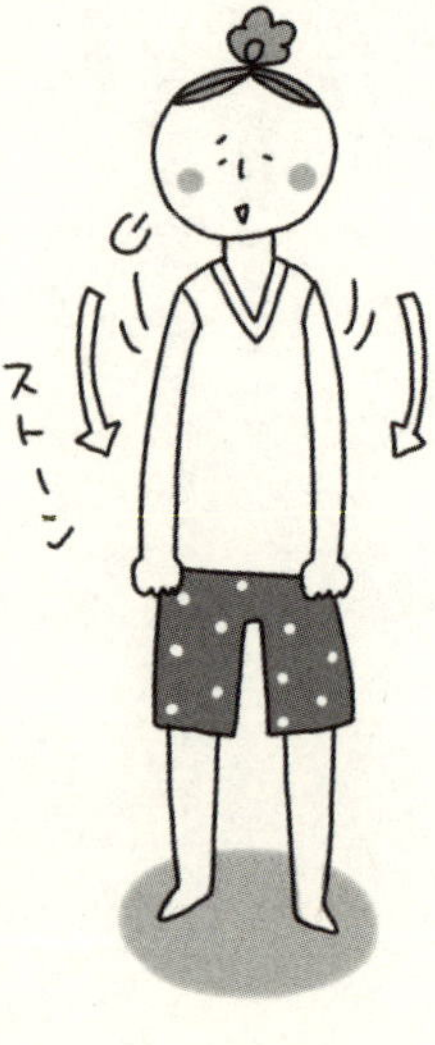

②一気に力を抜いて
ドサッと下ろす

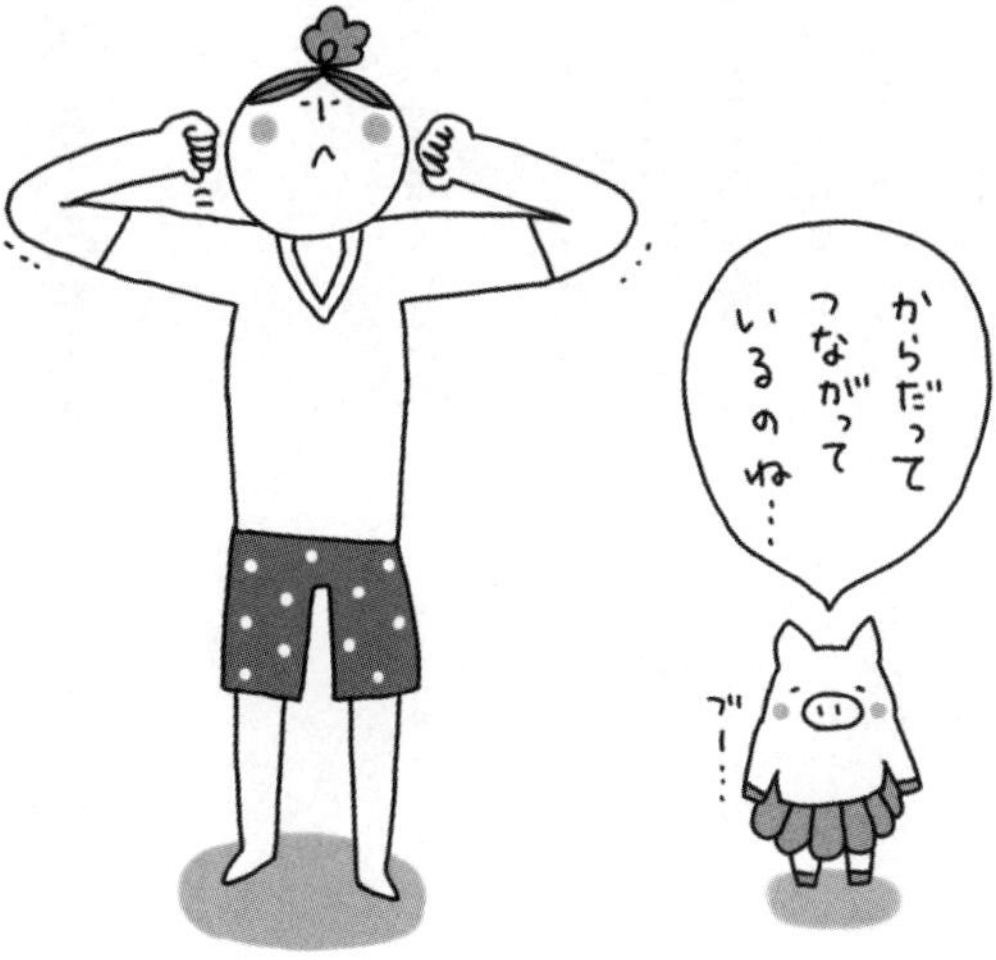

③左右の肩甲骨を寄せるように
両肘を後ろに引く

ここが知りたい！

「つい食べすぎちゃう……」をなんとかしたい！

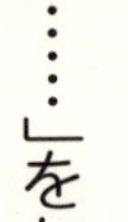

いつも、つい食べすぎてしまう

まず最初に知ってほしいのは、過食はからだの敵ではないってこと。

簡単にいうと、ゆるみたいから食べるんだ。**食べるという行為は手っとり早くからだの緊張をゆるませてくれる**んです。うまくリラックスできないからだのための、とてもありがたい働きなんだよ。

だからまず、食べるのをムリにやめようとしないこと。食べたいのに我慢すると、からだが緊張しっぱなしになっちゃって、それこそ病気になっちゃう。

過食をやめるのではなくて、過食の必要がなくなるからだになればいいんだよ。

そのためにはｐａｒｔ2の頭や骨盤の項を参考に、からだの緊張をつくらない、こころやからだの使い方をしてみよう。

玄米食を始めたら、食べる量が増えた

玄米を食べると骨盤がしまりやすくなるので、人によっては、かえってうまく開けずに生理が止まってしまうこともあります。ゆるめるために過食になったり、甘いものをとても食べたくなる人もよくいる。

玄米菜食に限らず、からだの要求、つまり食べたいものを食べないで、ムリなダイエットなんかをしていると、逆に食べたい要求が高まって量で補おうとするような過食になることも少なくない。

からだの感覚を無視したような、偏った食生活にならないように気をつけてほしいな。

何を食べたいかわからないときは？

食についてはいろんな情報がありすぎて、いったい何を食べたらいいのか、わからなくなっちゃうよね。

だけど食欲っていうのはやっぱり本能だから、からだに必要なものを食べたいと感じるようにできてるの。だから、**食の基本は食べたいものを食べたいときに食べたいだけ食べる。**本来はね。

ところが現代は飽食の時代で、実はたいてい食べすぎなの。ＣＭなんかを見ているとなんだか私たちはいつも栄養が足りないような気持ちになるけど、何万人もからだを観てきて、足りない人なんてほとんどいないんです。

もちろん、足りない栄養素はあるかもしれない。でも、気になるのは圧倒的にとりすぎでくたびれているほう。**栄養のとりすぎで内臓がくたびれてる。**

からだに入ってきた栄養はそのままからだに働くわけじゃなくて、からだに吸収できる形に分解しなきゃならないんだよ。だから、栄養をとったらとったで、からだとしてはかなりいろんなお仕事が生じるわけ。

玄米菜食でからだの調子がよくなるのは、動物性の濃い栄養をとらないようになって、内臓の疲れが減るからなんだ。

でも、からだがもし、何かの栄養を必要としていたら、それをすごく食べたくなる。「目で見て食べたい！」じゃなくて、「からだから食べたい！」って感じになる。

そういうときは肉だろうが、ジャンクフードだろうが、それを食べよう。それが今のからだに一番必要なものなんだもの。

だけど本当のポイントは**「食べたい！」って思うものが具体的にないとき。**そっちのほうが圧倒的に多いからね。

あんまりこれといって食べたいものがないなあってときは、一食抜いてもいいし、何かちょっと食べたいなあ、っていうときは内臓の負担にならないような、質素なものをとるようにしたほうがいい。すると、内臓疲労をためないので、からだが軽く、快適に動くことができるよ。

そして、**何を食べるかよりも食べ方が大切。**

まずは育てた人、つくった人、食物のいのちに感謝すること。

そして、ていねいに、ちゃんと味わって食べること。

そうすれば、味覚や食欲がきちんと働いて、からだに負担になるようなものは食べたくなくなるし、消化もよくなるんだよ。

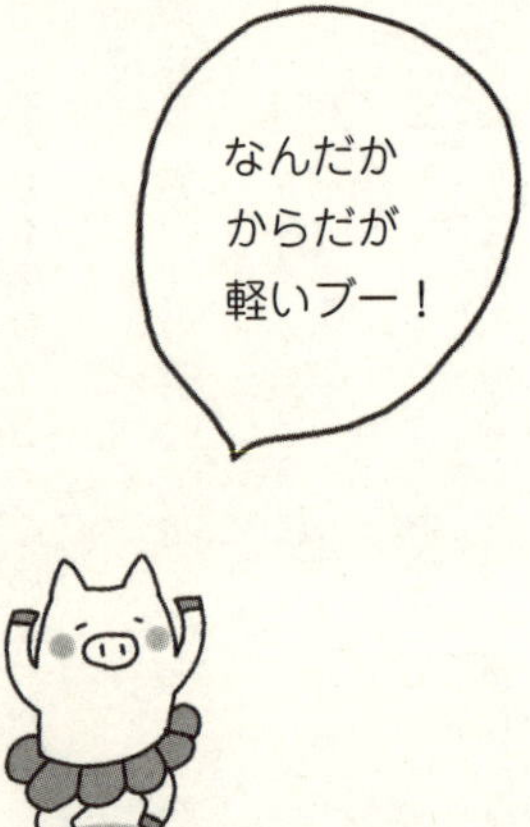

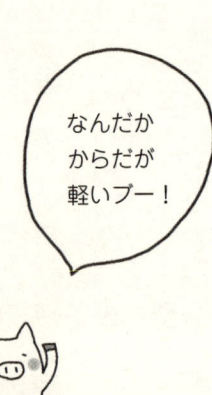

ここが知りたい！

腰痛は治さなくていい!?

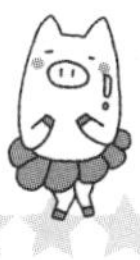

整体といえば腰痛！　っていうイメージがあるよね。

実際、きらくかんに来る人も、きっかけは腰痛というケースが一番多いかもしれない。おかげで私は腰痛ケアがとーっても得意です。

腰痛って、そんなに悲観することないんだよ。**腰痛になると、自分のからだの特性や使い方のクセがとてもよくわかる。腰痛は、自分のからだと上手につき合うきっかけになるんです！**

なぜ、腰痛が起こるの？

腰痛は、腰椎や骨盤がねじれたりして、神経に当たるから起こります。

でも私たちは普段、からだや腰をねじったりして動かしているよね。だから、本当はねじるという「動作」が問題なんじゃなくって、ねじれたままになってしまうこと、つまり背骨や骨盤の動きがよくないから起こるの。

だからムリヤリねじれや歪みをとらなくても、**背骨や骨盤の動きをスムーズにしてあげれば、自然と歪みはとれちゃう**んだよ。

背骨や骨盤の動きを回復させて、歪みをとるためにまず必要なのは休むこと！　痛いのを我慢しながら使ってたら余計からだは緊張しちゃう。腰痛になったら休む。これがまず基本です。

そして、動きの悪さの原因は、運動不足よりも目や頭の疲れであることのほうが圧倒的！　だから、目や頭の疲れをとるケアがまずオススメ。足湯（164ページ）は特に有効だから、どんな腰痛でもまずやってみてほしいな。

意外!?　腰を元気にする一番の近道は……

ひと口に腰痛といっても痛いところはいろいろで、背骨の下のほうだったり、骨盤だったり、おしりだったり。場所によって改善策も違います。

背骨の下のほう、おへその裏あたりから骨盤の上端にかけてのどこかだったら、腰椎の動きが悪いことで起きている腰痛だから、特に神経的な緊張をとることが一番大切。足湯（１６４ページ）や目の温湿布（１６６ページ）をマメにやってみよう。

このタイプの腰痛の人は、痛みがあるあたりの背骨が猫背みたいに丸くなっている人が多い。

これはね、単に姿勢が悪いということだけではないんだ。やりたくないことをイヤイヤやっている、つまり**逃げ腰で動作をしている**と、無意識にこういう腰になっちゃうんだよ。

そしてもうひとつ、自分の意思じゃなく、人に言われて動いているとこういう腰になっちゃうんだ。私たちはやりたいことを自発的にやると腰が伸びて、骨盤も弾力がでてくるの。**腰を元気にするために一番いいのは、「やりたいことを自発的にすること」**なんだよ。

つらいことでも、ヘビーなことでも、やりたくて、自発的にやっていて、つらさの中にも快感があるのなら、腰もからだも壊さないどころかどんどん元気になってくる。

腰はそういう、意思や行動に深く関わるところなんだよ。

ほかに、女性に多いのは腰椎よりも骨盤自体が痛い腰痛。右寄りだったり、左寄りだったり、真ん中だったり。これは骨盤の真ん中にある仙骨や、仙骨と腸骨（骨盤）のつなぎ目の動きに問題がある腰痛。

骨盤の真ん中あたりが痛くなるタイプの腰痛の原因は、まずはやっぱり目や頭の疲れがある。神経の疲れがあると仙骨がきゅーっと硬くなってまるで縮んだようになっちゃうんだよ。

そして、この仙骨という骨は生殖器の働きととても関係が深いので、仙骨の動きが悪くなると、生殖器の働きにも大きく影響してくる。婦人科系のトラブルとセットになっている腰痛はこのタイプなので、まずは目や頭をゆるめるケアや使い方を！

朝起きるときに、腰が痛くなるのはなぜ？

こういう腰痛も骨盤の真ん中が痛いタイプが多い。

原因は、骨盤というよりも、**骨盤の中の筋肉**なんだよ。

私たちの骨盤を支えている筋肉は、骨盤の外側にある筋肉よりも、実は骨盤の内部にある筋肉、そう、ｐａｒｔ2で登場した骨盤底筋、アソコ筋なの。アソコ筋は、骨盤だけじゃなく、骨盤内部にあるたくさんの臓器も支えてくれているわけ。

ところがアソコ筋が弱くて、骨盤内部の筋肉がないと、骨盤の中に入っているたくさんの臓器がぜーんぶ骨盤にドサッ！　と乗っかってしまう。それが骨盤の負担になって腰痛になるんだよ。

特に寝ている間は仰向け姿勢が多いから、骨盤にずーっといろんなものが乗っかっているんだよね。で、朝起きようとすると動きが悪くなってイテテ……となるわけ。

産後、骨盤底筋がゆるんで、骨盤が開きっぱなしになっている人にとても多い腰痛だよ。

解決方法は簡単！　アソコ筋を復活させて、骨盤や内臓をしっかり支えられるようにすればいいんです。普段もアソコをきゅっとしめていれば姿勢もきれいになるし、腰痛とは無縁でいられるよ。Ｐａｒｔ2の骨盤のエクササイズを試してね。

そしてカエルエクササイズのポーズ（61ページ）をするとラクになります。起きるときの腰痛なら、このエクササイズの、腰がラクになる側だけ2～3分やって起き上がるとラクに起きられるよ。

内股ほぐし

①痛い側を下にして横になります。下の脚はまっすぐに伸ばし、上の脚は曲げておきます。

下の脚の内股、太ももの中央から膝のちょっと上にかけて、誰かにゆーっくり踏んでもらうか、手のひらで押さえてもらいます。ゆっくりゆっくり、少しずつ力をかけてもらって、痛くないようにやってもらいます。

②終わったら一度うつぶせになってから起き上がります。こうすると骨盤に負荷がかからないんだよ。

＊痛いのを我慢すると、逆に骨盤に緊張が生じてねじれちゃうから気をつけること！　また、たくさんやればいいってものでもないので、気持ちよさを感じなくなったらやめましょう。

また、腰の真ん中よりちょっと右寄りや左寄りの腰痛は仙骨と腸骨の間にある関節

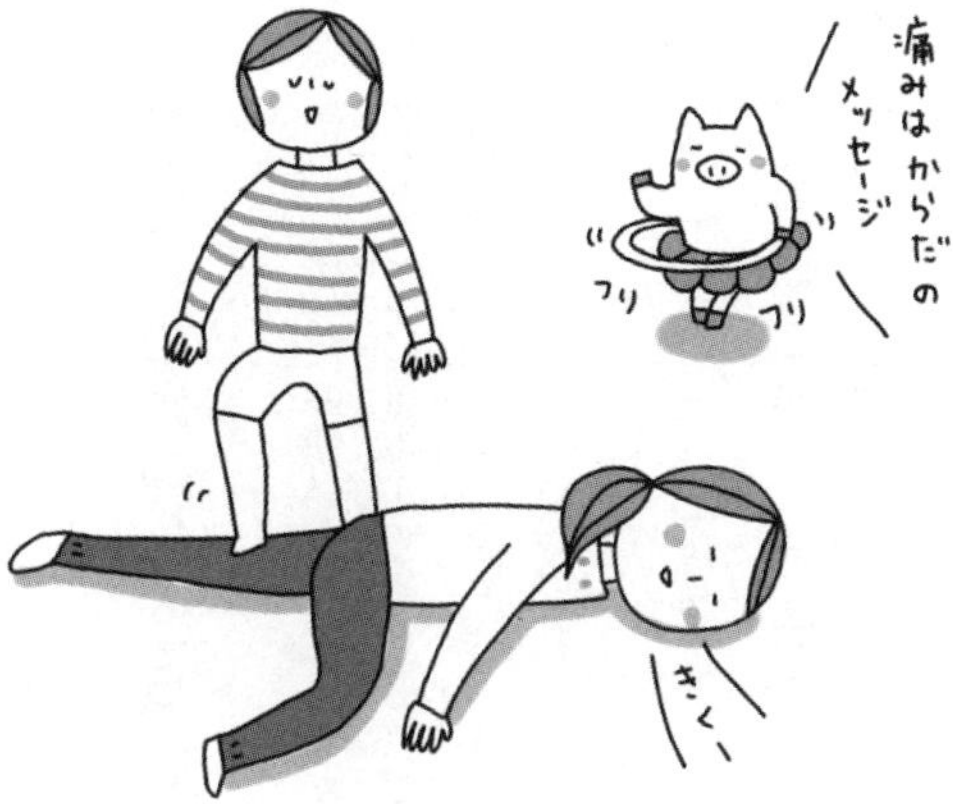

★痛くないようにゆーっくり踏んでもらおう！

の動きが悪くなっている腰痛。これは、ガードルや補正下着などによる骨盤のしめすぎが原因で、動きが悪くなることによるものが多いの。

　この腰痛の特徴は、**精神的にイライラ感が強くなる傾向がある**ってこと。ここの関節の動きが悪いと、どうもイライラするんだよ。特に生理前など、骨盤が開きたいのに開けないようなときにイライラ感が強くなるんだ。

　この腰痛がある人は、股関節の動きをよくするエクササイズ（55～60ページ）で自由な動きの骨盤をとり戻そう。

　そして右側が痛い人は、肝臓がべろーんとくたびれて骨盤に負担を与えている可能性もアリ。甘いものやこってりしたもの、お酒が好きな人はちょっと食生活の見直しを。

ぎっくり腰を経験してから、腰が硬くなってしまったかも

腰痛も、からだの使い方を変えなかったら一時的によくなっても、また疲れがたまれば同じところに負担がくる。それでも放っておくともっとねじれてきちゃうし、ねじれたまま腰が固まってきちゃうんだ。

だからぎっくり腰をやっても、その後からだの使い方を改善すれば腰はいつでもしなやかなままなんだよ。

腰痛に限らず「痛み」はとても大切な、からだからのメッセージ。使い方に問題があるよっていう合図なんだ。

だから、痛みを感じたらすぐに痛みをとろうとするのではなくて、まずは、からだに「ごめんね」のひと言と反省すること。

そして自分のほうが使い方を変える。

からだが自由に動くから私たちは好きなことができるんだってことをもう一度思い出して、からだと上手につき合おう！

大切なのは「温かさ」と「湿度」です！

えぇー!?　って思うかもしれないけど、筋肉の緊張や内臓疲労をとる最強の手段が、ゆでたコンニャクを使った「コンニャク湿布」なのだ。

内臓を含め、筋肉の硬直をゆるめたいときには**「温かく湿度のあるもの」**がいいんだけど、このゆでたコンニャクがそれにドンピシャなんです。あの湿度はコンニャク以外には考えられない！

それに、温度もちょうどいいの。温めるのは大切なんだけど、長時間温めすぎはあまりよくないのね。さらにコンニャクがいいのは温度が徐々に下がっていくところ。

以前、「コンニャクで」っていうのが抵抗がある人がいて、ほかに代用できるものがないかって探したこともあるけど、やっぱりコンニャク。これ以上のものはない！

腰痛に使うときは痛いところよりも動きの悪さの元になっている、わき腹の筋肉やおしりの下、内股の筋肉の緊張をとるのが効果的だよ。

コンニャク湿布

①コンニャクを10～15分くらいゆで、バスタオルでぐるぐる巻きにします。
②腰の痛いところではなく、痛い側のわき腹やおしりの下、内股に載せます。熱いのを我慢するとかえってからだが緊張するので、熱かったら、さらにタオルなどをはさんで気持ちいい温度にしよう。
③コンニャクが冷めてきたら、タオルをほどきながら気持ちいい温度をキープし、ぬるくなって不快になったらやめます。
＊洋服の上からやってＯＫ。ただし湿気で冷えないように、終わったらよく拭いて着替えること！

①コンニャクをゆで、バスタオルで
ぐるぐる巻く

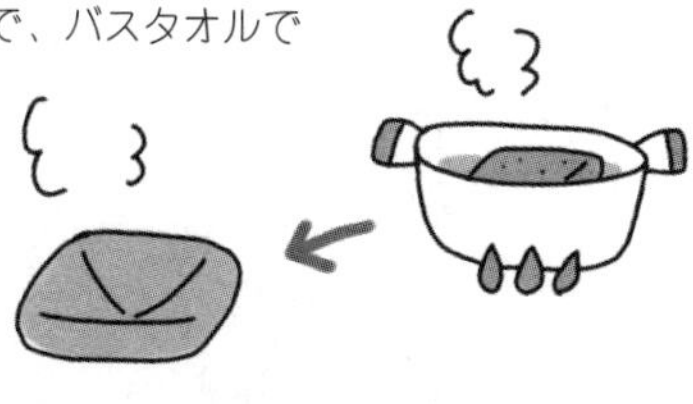

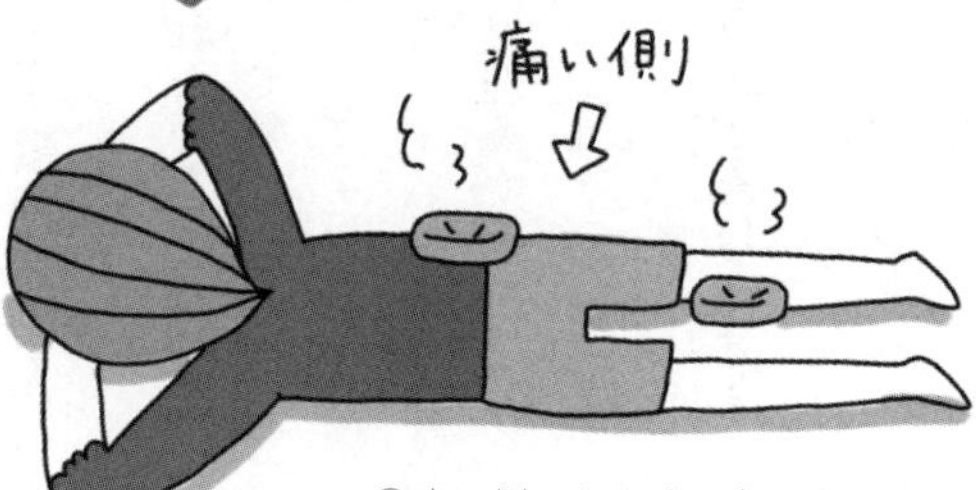

②痛い側のわき腹などに載せる

ごめんね からだ…
からだに あやまるのよー
ぺらっ
タオル

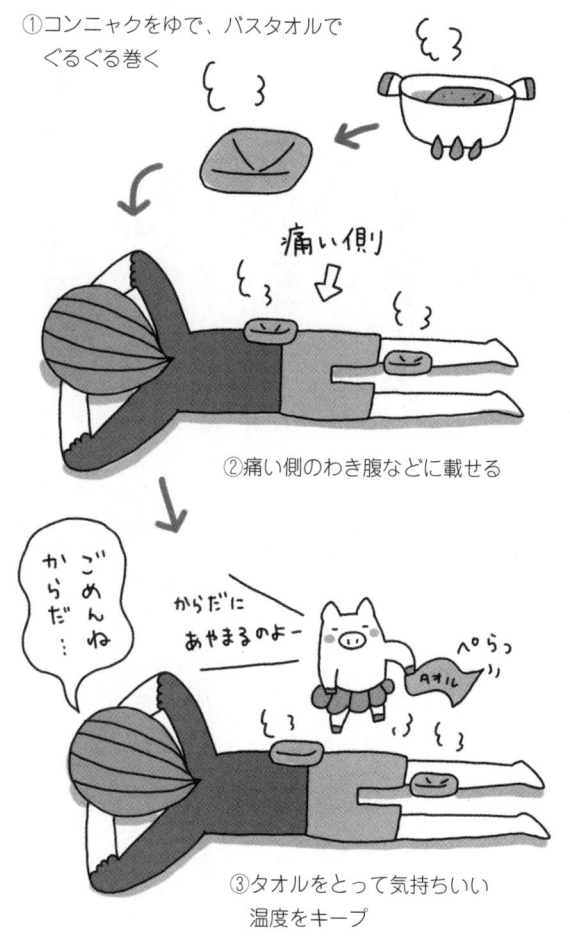

③タオルをとって気持ちいい
温度をキープ

お尻を強く打つと、骨盤が歪んじゃう？

これはあるかもしれないな。打撲ってね、からだがすごくびっくりするの。だから打ったところが緊張して動きが悪くなっちゃうんだよ。

実際、婦人科系のトラブルがある人の中には、聞いてみると子どもの頃に骨盤を強打していた、っていうケースは少なくないの。

もし強い打撲をした経験があるのなら、まずはＰａｒｔ２の骨盤のケアの中にある股関節をゆるめるアプローチ（55～60ページ）を積極的にしてみてほしい。

こんな3つの方法があります！

股関節に限らず、動きの悪いところを改善したいときには、①まず負担がないように休めること、②動きの悪い部分に意識を集める時間を持つこと、③痛みがなければ気持ちいいという感覚をガイドに動かすことの３つが大切。

次に紹介する股関節ブリージングは②のタイプ。**ある部分に意識を集めているとき、私たちのからだはそれを感知しようとして、自然と活性化される**んだよ。

たとえば痛いところに手が行くのは、手を当てることで意識が集まりやすくなるから。その部分を活性化させて回復を促すための本能的な働きなんです。「手当て」っていう言葉の由来はそういうこと。手からパワーを入れてるわけではないんだね。

一番からだが回復するのは、眠っている間だから、寝る前にやるのが効果的。股関節だけじゃなく、元気のないところや、気になるところにやってみてね。気合いで治そう！　とか思わずにぽかーんと感触を楽しむようにやるのがコツだよ。

また骨盤だけでなく、もしもどこかを強打してしまったら、まずは目を休めること！

意外かもしれないけど、ただでさえ打撲できゅっ！　っと緊張したところに、目や頭の緊張が重なると、影響が残りやすいの。

そして可能であれば整体を受けてほしいな。古い打撲も初夏は新陳代謝が旺盛になって影響がとれやすいので、ゴールデンウイーク前後を利用して整体を受けることをおすすめします。

股関節ブリージング

①仰向けになって股関節に手を当てる。
手の当たっている股関節で呼吸をしているようなイメージをする。

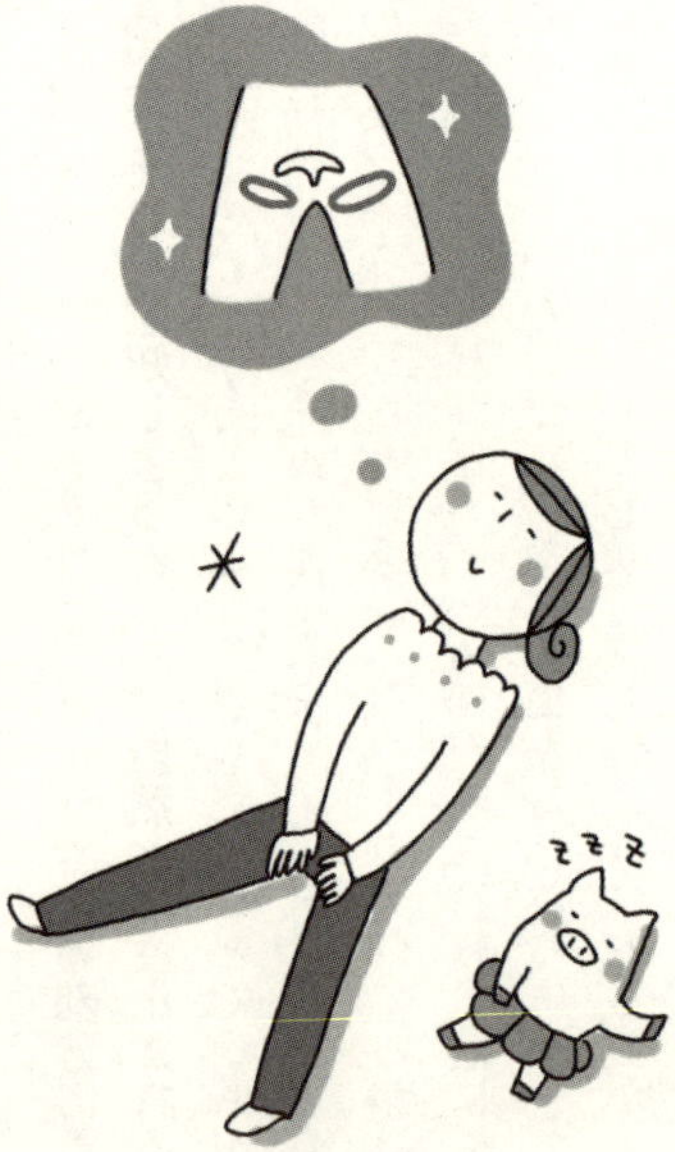

★股関節で気持ちよく
呼吸しているような
イメージで！

ここが知りたい!

便秘——やる気のない腸が、目覚める!

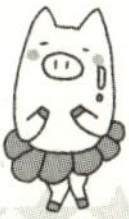

何をやっても改善しません!

何をやってもダメ! 昔からずーっと便秘! というタイプの腸は触ってみても〝やる気がない〟感触です。特に薬に頼ってばかりいて、自力で出す努力をしないとますますやる気がなくなっちゃう。何かに出してもらえばいいやーって感じなの。腸って骨盤の中にあるから、やっぱり骨盤の動きや骨盤内部の筋肉の動きととても関係があるのね。

やる気のない腸を目覚めさせるには、骨盤はふんわり柔軟に、そして骨盤内部の筋肉はしっかり働かせるようにすることが大切なんだ。

アソコ筋スクワット（50ページ）と股関節ストレッチ（57ページ）のセットは怠《なま》けた腸にも効果大。ぜひやって！

生理前は便秘がち。生理中は下痢ぎみ。なぜ？

これも、排便が骨盤の動きとセットになっているからなんだよね。開けない骨盤だと便秘になって、生理中は骨盤が開くからどわっと開通するというわけ。

普段は平気なのに、旅行に出かけると必ず便秘になる

これも同じく骨盤の働きに関係しています。旅行に出ている緊張感で骨盤の動きが悪くなるので、出づらくなるんだ。

旅行中でも自分の家みたいにリラックスして過ごせる人は、特に違いを感じないはずだよ。

ここが知りたい！

むくみ——実は水分が足りてないんです！

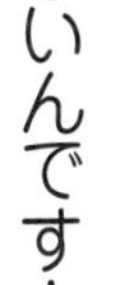

むくみは、からだの水分バランスがうまく整っていないことが原因です。

それも**多すぎではなく、足りないことが原因。**からだの中の水分が足りなくて、それを排泄しないように蓄《たくわ》えようとしてむくんだよね。だから、基本の解決方法は、上手に水分をとって排泄を促すことと、体液の流れをよくすることだよ。

寝起きに顔がむくむのは、なぜ？

前日の行動に答えがあります。朝、顔がむくんでいる前日は、お酒を飲んでいることが多くない？　お酒は水分ととらえないほうがいいの。アルコールが体内に入ると、それを分解するためにたくさん水分が必要となる。だから水分不足になるんです。

アルコールだけじゃなくて、コーヒーや甘いものや、栄養の濃いものなども同じ。そういうものを前の晩にとると、寝ている間に水分不足になって、からだはあわてて水分を蓄えようとする。それがむくみなの。

だから、**お酒を飲んだり、栄養の濃いものをとったら、一緒にたっぷりお水を飲むこと。これで翌日のむくみは防げるよ。**

むくみを解消したいなら、お茶やスポーツドリンクよりも、水。ほんのちょっとレモンをしぼって、塩を加えるとさらに吸収がよくなります。あまり冷たいとお腹が冷えちゃうから、常温くらいがオススメ。

もちろん、たくさん水を飲めばトイレは頻繁になるけど、アルコールや体内で分解された老廃物も早く排泄できる。それが面倒なら、寝る間際まで飲んだり食べたりしなければいいんだよ。

夜、水を飲むとむくむというのは、本当？

本当かどうかはまず試してみるといいよ。

飲んでいるものが水なら、まずむくんでないことに気がつくと思う。夜たくさん水を飲んだら、むくむ前にオシッコしたくなっちゃって、トイレに行っちゃうもん。これがジュースだったりお酒だったりするとむくむはず。

夕方になると、目に見えて脚がむくみます

私たちのからだは重力を感じて生きているから、体内の水分がうまく循環できないと下にさがってくるのは自然なことなんだ。

夕方になるとむくむ人のからだに共通しているのは、股関節の動きがよくないこと。股関節を含めて骨盤はからだの中の一番大きな関節だから、ここの動きが悪いと下半身の血液やリンパなどの流れが悪くなるんだ。股関節ストレッチ（57ページ）や内股ほぐし（142ページ）はとても効果があるよ。

体内の水分バランスを整える2つのコツ

からだの水分バランスと一番関係の深い臓器は**腎臓**。むくみのある人の腎臓はやっぱりくたびれている。腎臓の疲れをとってあげると、むくみ体質とサヨナラすることができるんだよね。

腎臓の仕事は血液をろ過してオシッコをつくることだから、体内の不要な水分が多いと腎臓の仕事も増える。逆に水分不足だとオシッコが濃くなってやっぱり腎臓はくたびれやすくなっちゃう。

まずは、いい水をたっぷりとるように心がけよう。そして汗をかくこと。この2つがからだの水分バランスをよくしてくれます。

そして腎臓は背中側に近い内臓なので、**うつ伏せに寝る**だけでも疲れがとれる。

また、カエルエクササイズ（61ページ）は腎臓の疲れをとるのにピッタリ。

慢性的に腎臓疲れの自覚がある人は、腎臓のあたりをコンニャク湿布（146ページ）するのがオススメ！　とっても気持ちいいよ。

ここが知りたい!

頭をゆるめれば「冷え」がなくなる!

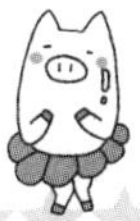

冷えは血行不良が原因なんだけど、なぜ血行が悪くなるかというと、これもやっぱり**頭や神経の使いすぎ**なんだな。特に手足などの末端が冷えるタイプは、そう。私たちの神経には交感神経と副交感神経っていうのがあってね、シーソーみたいに働いてるんです。

頭を使うときには交感神経が働いて、内臓を働かせると副交感神経が働く。手足が温かくなるのは副交感神経が働いているとき。ほっとしたり、リラックスしたりしているときもこっちだよ。

つまり手足を温かくしたかったら、その部分を温めてもダメ。頭の緊張をゆるめて副交感神経を働かせなければ変わらないんだよ。

靴下を重ね履きしても、足が冷たいまま……

これも交感神経緊張タイプだね。どんなにたくさん靴下を履こうが、足は温かくならないんだ。逆に、寝ている間に足を覆《おお》ってしまうと、頭に上がった血液が下りづらくなるから、寝ていても頭の緊張が抜けにくいからだになっちゃうんだよ。はだしだと足が冷たくて眠れないのなら、足先だけ出してレッグウォーマーをしよう。でもその前に頭の緊張をとることが先決。寝る前の目の温湿布（166ページ）がおすすめです。

とにかく、手足の血行がよくなります！

殺虫剤をかけられた瀕死のゴキブリに似た動きなので、こんな変なネーミングなの。手足を上げてふることで、末端の血を一度からだに戻し、循環を促す効果を狙ったエクササイズです。

ゴキブリエクササイズ

①仰向けに寝て手足を上げます。１分間上げたまま、手足の先をこまかーく微振動させます。（死にそうなゴキブリの感じで！）

②からだの力を抜いて手足がじんわりするのを感じてみよう。

①手足の先を微振動させる

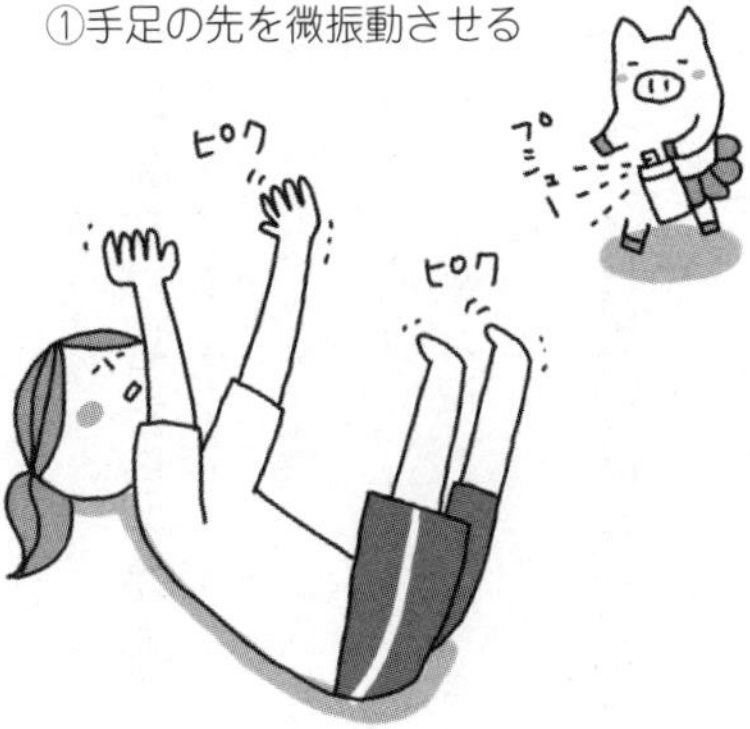

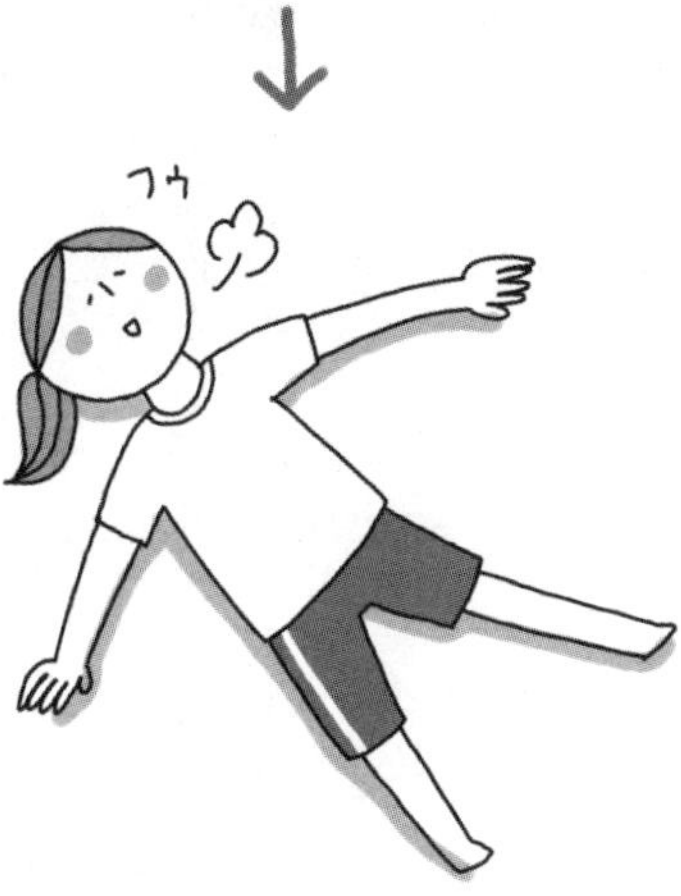

②からだの力を抜いて、じんわり♪

下半身だけ、やたらと冷える！

からだの中の大きな関節である骨盤の動きが悪いと、おしりや下半身だけが冷たくなる。股関節ストレッチ（57ページ）を中心としたエクササイズで動きのいい骨盤をとり戻せば、下半身冷えは解消できるよ。

「ハイハイ」は効果的な骨盤運動

赤ちゃんのハイハイは、骨盤がとてもよく動くエクササイズなんだよ。ハイハイをたくさんしている赤ちゃんは、骨盤の発達がすごくいいんだ。私たちも真似しよう。コツは手だけでハイハイしないこと。あくまでも下半身、骨盤を動かしてハイハイするつもりで、手はその補助として使おう。

ここが知りたい！

風邪——上手にひいて(!?)自分をバージョンアップ

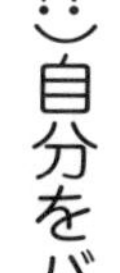

ｐａｒｔ１で、風邪はきちんと経過させることが大切、と書いたけど、経過させるというのはただ何もしないで放っておくということではないの。〝経過させるコツ〟というのがあるんです。

①しっかり休む

当たり前のようだけど、これが基本。しっかりと休むことで、すべての機能がからだを改善させるほうに総動員されます。どうせ休むならハラを決めて、しっかり休もう。

②目を使わない

目や頭を使いすぎると、神経が緊張して、脳から各臓器への伝達がスムーズにいかなくなるので、回復が遅れます。からだはごろごろ休んでても、テレビを見たり、本を読んだりしていると経過が滞《とどこお》りがち。特に咳が出るときはいつまでも咳が残りやすくなります。

休んでいるときは、目や頭もしっかり休めること。日頃忘れがちなからだに意識を向けて「いつも酷使しててごめんねー」といたわってあげよう。

③栄養をとりすぎない

風邪をひいているときは内臓も疲れています。疲れた内臓に栄養の濃いものを入れたら消化吸収するためにさらに疲れちゃう。風邪をひいたら内臓に負担をかけないように栄養を控えて粗食を心がけよう。

風邪が経過して食欲が出てきたら内臓の疲れがとれてきたサイン。本当に食べたいものをよーく味わって食べよう。

④水をよく飲む

内臓が働いたり、からだが調整されるときには水分が必要。水をしっかりとろう。ジュースやお茶じゃなくて水。質のいい、沸《わ》かしていない水を、ちびちび、ちびちび、からだにしみ込ませるようにこまめに飲みます。

さらに、症状を押し込めず、促すためのケアを紹介します。
ポイントは「気持ちよさ」。
ただ無感覚にやるのではなくて、気持ちよさをじっくり味わいながらやると効果倍増！

「あれ、風邪ひいたかな？」と思ったらこれ！

簡単！　万能！　効果抜群！　「ひいたかな？」と思ったら、風邪薬の前にまず足湯をしてみよう！

足湯

①たらいかバスタブにお湯を張り、両足をつけます。

深さはアキレス腱がかぶるくらい、足の指がのびのび伸ばせる大きさのものでやってね。温度はお風呂に入るときよりちょっと熱め。でも気持ちいいと感じる熱さでね。ぬるくならないように差し湯をしながら6分間。

足を出して両足をよく拭きます。拭くというよりこする感じで。足をよく見ると指の間とかアキレス腱とか、温まらないで白っぽいままになっているところがあるので、そういうところは念入りにこすって血行をよくします。

②なんとなく温まっていない側だけあと2分。

両足の温まり具合をじわーんと感じてみよう。意外と左右差があるんだよ。なんとなーくでいいので、温まり方が弱いほうの足だけをさらに2分足湯します。（やらない側の足は冷えないようにタオルでくるむか、もう靴下を履いちゃおう）お湯の温度は両足のときよりちょっとだけ高めのほうが効果大。

終わったらしっかり水分を拭きとってね。

①お湯に両足をつける

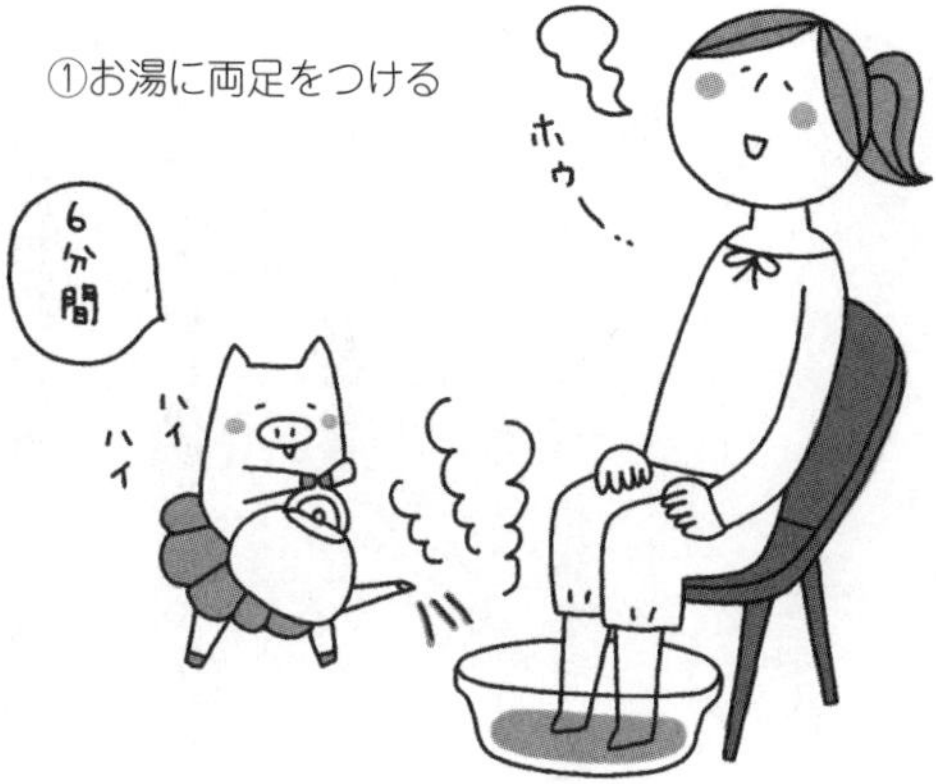
ホゥ〜…
6分間
ハイハイ

②温まっていない側だけ
あと2分

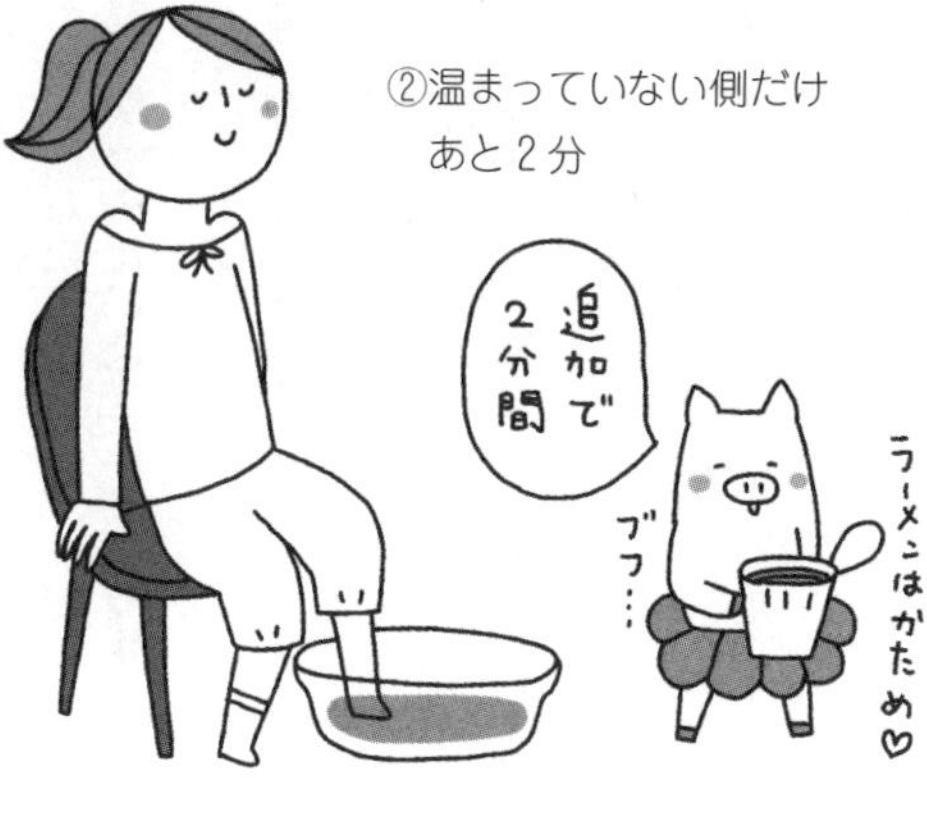
追加で2分間
ブフ…
ラーメンはかため♡

咳――「背骨」と「骨盤」がゆるむ！

咳は、緊張して動きが悪くなった背骨や骨盤をゆるめたいときに起こります。

実は、私たちのからだって意外と緊張してるんです。それは目や頭を使うことが多いから。目や頭は神経の親玉だから、使いすぎて疲れがたまると神経の束である背骨が緊張しちゃうんだよね。

だから、咳がしたくなったら我慢しないで、からだの芯に響くように咳をしよう。ヘンにとめようとすると、腹筋が痛くなったり、下手すると肋骨にヒビが入ることがあるんだよ。

そして目を休めてあげると、背骨や骨盤を中心にからだの緊張がゆるんできます。咳が出てないときでも、目や頭や神経の疲れがあるときにはぜひ試してみてね！

目の温湿布

①ボウルに熱湯を入れ、四つ折にしたフェイスタオルの真ん中をお湯につけて絞り、

熱すぎず気持ちいい温度になるまで少し冷まします。

②仰向けに寝て、①のおしぼりを目の上に載せます。こめかみや頬骨までかかるくらいたっぷりの大きさで載せるのがコツ。

③おしぼりが冷めてきたら、同じように温めてまた載せます。トータル8分間。

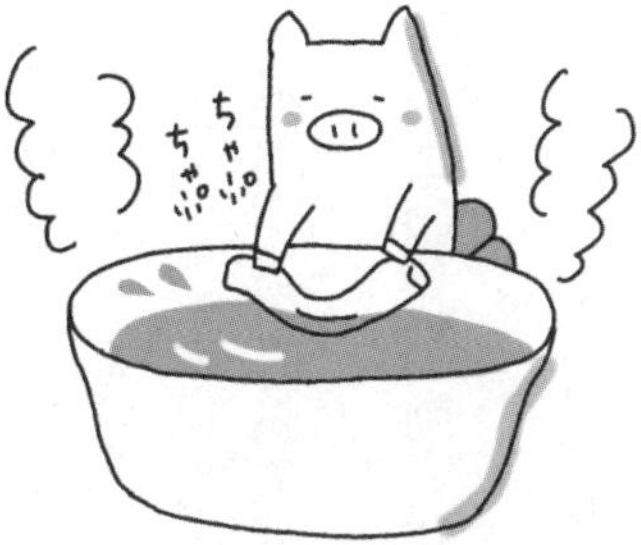

①おしぼりをつくる

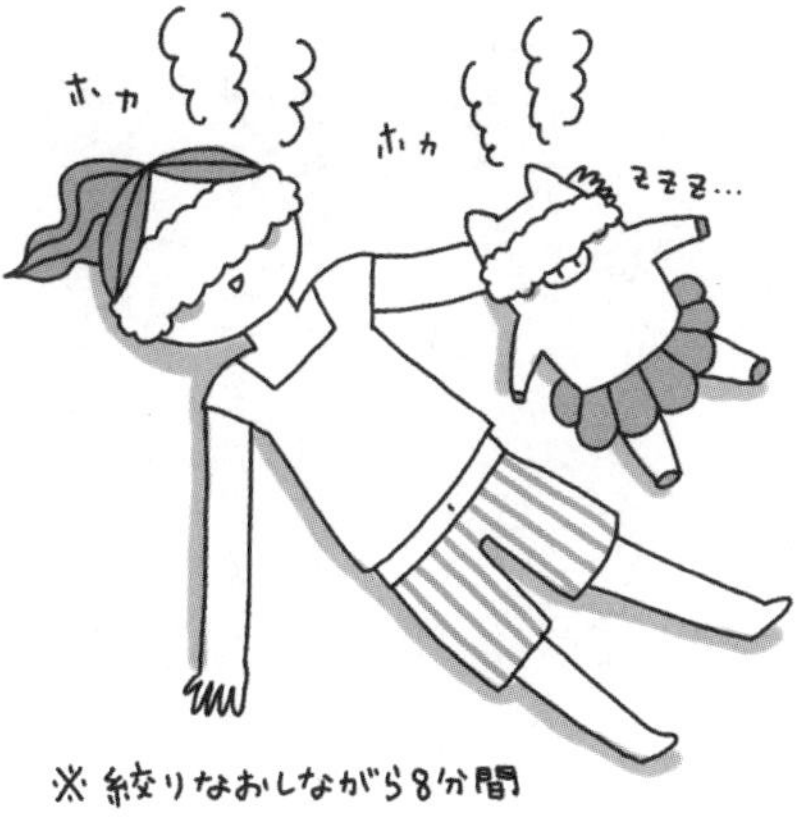

②目の上にたっぷりの大きさで載せる

＊咳がひどいときは、この温湿布を鎖骨の上のくぼみに当てるとラクになります。左右のくぼみが硬くなってる側に当てよう。わからなかったら好きな側をどうぞ！
＊からだを温めるのに効果的なのは「湿度」と「温かさ」。特に目は乾きに弱いので、スチーム効果バッチリの温かいおしぼりが最適です。また、ただ温めるだけでなく、「冷めては温めて」の温度の変化が目の筋肉を刺激して弾力を回復させてくれます。

頭痛――「頭骨」の動きがスムーズになる

頭痛は、緊張して歪んだ頭骨が、ゆるんでもとの状態に戻ろうとして、きしんでいるときに感じられることがほとんど。

つまり**私たちが頭痛を感じるのは、たいていは治る方向に向かっているとき**なんだね。

咳のときと同じ目の温湿布で頭の緊張をとり、動きをスムーズにしてあげれば解消されます。偏頭痛の場合は、痛む側の目だけちょっと長めに（2分くらい）温湿布したり、痛い側の首を温湿布してあげるとラクになります。

くしゃみ・鼻水――内臓の疲れがとれる!

咳が神経の緊張をとるためにあるとするならば、**くしゃみは内臓の緊張をとる働き**といえる。くしゃみの刺激は内臓を鼓舞して、弾力をとり戻してくれるんだ。

くしゃみのコツは、咳同様、とめずにできるだけ響くようにすること! ゴーカイにくしゃみをしてみよう。うまくからだに響けば、くしゃみを連発する必要がなくなるってわけ。

鼻水が出ている間は「内臓が疲れていて、そこで処理できなかった分を鼻から出している」と考えよう。動物性のもの(乳製品を含む)・砂糖の入っているもの・お酒など内臓に負担をかけるような栄養価の高いものはお休みすると、経過が早いよ。

鼻が詰まって苦しいときは、目の温湿布を頬骨のあたりにずらしてやると、鼻が通ってきます。

発熱──天然の殺菌効果！

発熱はからだを殺菌するためのすばらしい働きなんだ。むやみに熱を下げるとかえって危険だということで、最近は解熱剤をあまり出さないお医者さんも増えてきたみたい。

熱が38・5度を超えるようになったら、解熱剤を飲む前に、まず「後頭骨の温湿布」をしてみて。

後頭骨の温湿布

目の温湿布の要領でつくったおしぼりを小さめにたたんで後頭部の真ん中あたり（「ぼんのくぼ」と呼ばれるくぼみの上。ちょっと出っぱってるところ）に当てます。冷めたら絞りなおす、をくり返して15～40分。汗が出てくるまでが目安。汗が出るのと同時にさーっと体温が下がってきます。

40度近くなって鼻柱《はなばしら》（鼻の中央部分）が白っぽくなってたら、鼻柱を温湿布するの

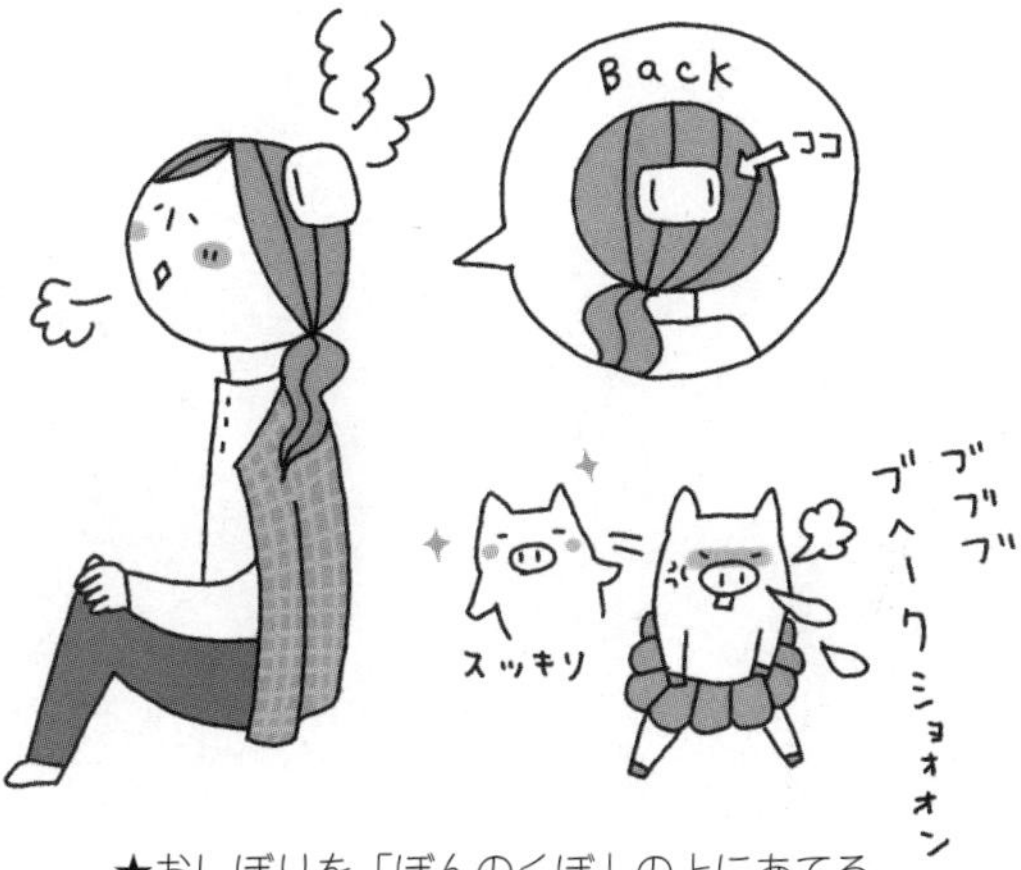

★おしぼりを「ぼんのくぼ」の上にあてる

も効果的。

こちらは10分間でOK。

ただし、38・5度以上の熱が3日以上続くようなら、ムリせずお医者さんに行くこと。

＊熱が高いときよりも、下がった後の低温期が大切です！

高熱の後の低温期は嵐が去った後の「からだの再生期」。

ここを安静に過ごすことが経過を完了させ、生まれ変わったように元気になるポイント。

高熱の後、体温が平熱を下回っている間は安静に過ごしましょう。

part 4

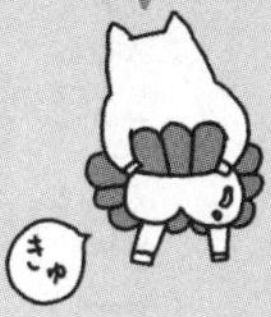

女の幸せは骨盤で決まる！

――もっと気持ちよくなるためのQ＆A

こんな悩みは私だけ？

「しなやかなこころ」はどこから生まれる？

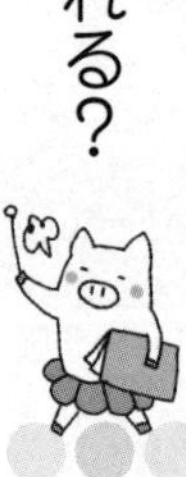

幸せってどんな感覚？

幸せって何だろう？　なんて考えると、とても難しい話になってしまいそうだけれど、からだからみると、「幸福感を感じているからだの状況」という定義はできるんだ。

私たちが「あー幸せ〜♪」って思っているとき、実は骨盤は開いているの。これは女性が特に感じやすいんだ。つまり、**女は骨盤が開くと幸福感を感じられる生き物なんです。**

といっても、常に開きっぱなしじゃないんだよ。**開く動き**をするときに感じるの。

骨盤の開閉と関係の深い生殖器の働きをみても、セックスのときのオーガズム後の幸福感もそれだし、いい出産をしたときも同じ。

そして毎月の生理もそう。私は生理の1日目が一番好き。ふわーっとこころがラクになって、なんともいえない幸福感があるんだ。生理って本当はそういう日なのよ。

だから骨盤が自由に開いたり閉じたりできるからだじゃないと、いくらお金持ちになろうと、仕事で成功しようと、イケメンの彼ができようと、ちっとも幸福感が感じられないの。

弾力のある自由な骨盤づくりは、私たちの幸せのカギを握っているんだよ。

すぐ物事を悪いほうに考えてしまう

「こうなったらどうしよう」「こうなってしまうかもしれない」

悪いほうへ悪いほうへ考えちゃう犯人はｐａｒｔ2の「頭の話」で登場した、**余剰エネルギー**なんだ。

つまり**考えたくて考えてる。**元気が余っているの。

せっかくのエネルギー、うまく発散したいなら、**「自分よりまわりのためになること」**をすること。近所のお年寄りから遠い国の難民まで地球上には困っている人たちがたくさんいるし、サポートを求めている情報もたくさんあるはず。そこに、自分のエネルギーを思いっきり注いでみよう！

こころにもないことが、つい口をついて出るとき

この悩みのポイントは**「つい」**という感覚。

「つい食べちゃう」「つい言っちゃう」「つい怒っちゃう」

私たちは都合の悪い行動を「つい」という便利な言葉を使って「いやいや、本当はそんなことしようと思ってないんですよ、なのに無意識にやっちゃって……」というニュアンスでごまかそうとしちゃう。

でもさ、意識的にやっていることと、無意識的にやっていること、どっちが自分が本当にやりたいことかっていったら**「無意識的なこと」**なのよ。

意識では「かいちゃいけない」と思っていても、眠ってしまったらボリボリかいち

ゃう。頭では「脚を組んじゃいけない」と思っていても、気がつくと脚を組んで座っている。

無意識的な行動は自分が本当にやりたいことであり、からだの要求なんだよ。「こころにもないことが、つい」と思っているのなら、そういう思いが「こころにある」ということを認めること。そう思ってない！　と否定したくても、心にあるから口をついて出るんだよ。

だからまず**「そう思っている自分」を認めよう。**「つい食べちゃう」なら、食べたい自分を認める、「つい怒っちゃう」なら、怒りたい自分を認める。

それが自分の気持ち、自分の要求、自分の行動だということをちゃんと認めてはじめて、それをやめようと思えるんだよ。

感情のコントロールがうまくいかない

楽しい、うれしいだけでなく、悲しいのも怒るのもみんな、必要な、大切な感情です。だから、**どんな感情でも、それをコントロールしようとする必要はない**んだと思う。

また、コントロールしたいのは、楽しいとかうれしいとかいった感情よりも、怒りの感情のほうじゃない？

怒りという感情には噴出する勢いがあるよね。これはどこかで抑えているから、その反動で勢いが生じるんだよ。ムリに自分を抑えることはエライことではない。抑えれば抑えるほど勢いが増してしまうんです。

そして、コントロールしたいのがイライラ感ならば、骨盤の可動性に問題があるかもしれないので、自由に動ける骨盤づくりを心がけてみてね。

悲しいのに泣けない

悲しいときに泣けるというのは、当たり前のことのようだけど、とてもありがたいことでもあるんだよ。**悲しさできゅーっと縮んだ胸の筋肉を、泣くことで解放してくれるんだ。**

悲しいのに泣けないなら、その解放をいつもいつも我慢して、胸をカチカチに固めてしまっているからかもしれない。おそらく、「悲しい」という気持ち以外でも、自分の感情を素直に表現するのを遠慮しているんじゃないかな。

そういう人のからだを観ると、呼吸が浅くなっている。息が胸でつかえてて、お腹まで下りてきていないんだ。これじゃあ泣けないだけじゃなくて、ほっとすることもできないはずだよ。

もし心当たりがあれば、まず**息を吐こう**。息じゃなくてもいい、弱音でも、本音でも、吐くっていうのはどれも同じ働きをしてくれます。

一度思いっきり吐くと、新しいものが入ってくる。フレッシュな空気がからだに入ってきてくれるんです。

こんな悩みは私だけ？

こんな「からだの要求」に気づいていますか？

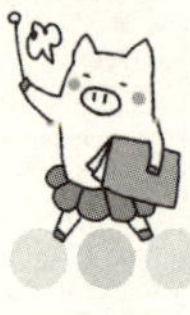

素肌をきれいにするには？

全身を覆っている皮膚は、からだの中で一番大きい呼吸器でもあり、汗を出すという排泄器官でもあるんです。

だから、肌にトラブルがあるときは、呼吸器がうまく働いていない。つまり、言いたいことがうまく言えていないのかもしれないの。また、便秘や生理など、排泄が滞っているときに、皮膚からかわりに排泄しようとしてトラブルが起こるんです。

肌をきれいにしたかったら、まず自分の本当の気持ちや感情を正直に見つめ、素直に表現することが一番！　また、内臓の負担になるような食べ物を控え、便秘を解消したり、生理をスムーズに整えて排泄を促したりしてみてね。

朝、なかなか起きられません

寝ても寝ても眠い、朝スッキリ起きられないのは、眠りの質がよくないのかもしれません。

寝る前に頭をゆるめるケアやエクササイズ（68ページ）をやると、眠りが深くなり、目覚めもスッキリしてくるよ。

また、事情が許せば、トロトロとした眠気を楽しんじゃおう。眠いのは、眠ったほうがいいから眠いんです。罪悪感を持たずに、からだの要求に応えるつもりで、気持ちよく寝ちゃおう！

そして、一番やってほしいのは、生きていて楽しい！　って思えるような暮らし方。といっても、そんなに大げさなことじゃないの。気持ちよく寝る、歩く、食べる……できることから少しずつ始めてほしい。

気持ちよさを大切にした暮らしをしていると、一日の始まりが楽しくなるよ。

からだが柔らかくなると考え方が柔らかくなる?

たしかにこれはないとはいえないな。でも「からだ」というよりも、神経の束である「背骨」のほうが関係があるかもしれない。

特に腰、腰椎や骨盤の動きが悪いと、発想に柔軟性がなくなるのはたしかなんです。でも柔らかいっていうのとはちょっとニュアンスが違うの。「自由に動ける」とか「弾力」とかのほうがピンとくる感じ。柔らかさの中に、ちゃんと芯があるっていうか、力があるっていうのかな。そういう動きをしてくれるのは**「ハラの力」「丹田力」**なんだよね。(丹田とは、おへその下にある力を集める場所のこと)

ただ柔らかいだけだと優柔不断に近くて、いろんな情報に飛びつくけど、「で、結局、私は何がやりたいんだろう?」と混乱してしまう。情報に流されて、ふりまわされてしまうんです。

〃ハラ〃はストレッチではつくれない。**人やまわりのせいにしないで、自分の責任として人生を生きること**で、できてくるの。

もうひとつはアソコ筋！　きゅっとしめるとセンターが決まるし、ハラに力も集まるよ。アソコ筋をしめて、柔らかさだけではない、センターのあるカッコイイ女を目指そう。

手足が冷えると顔が真っ赤にほてる！　なぜ？

真っ赤になるっていうのは、そこに血液が集まっているから。つまり顔、頭に血が集まっているということなんです。で、なぜ血が集まるかというと、**そこを使っているから。**

頭や神経を使って交感神経が優位になると、手足が冷え、顔がほてるってわけ。

どうして日本人はO脚になりやすい？

日本人の骨盤は大きくてしっかりしているので、支えるのも大変なんだよ。

骨盤を支えてくれるアソコ筋がしっかりしていないと骨盤は下がるし、しかも下がりながら開いちゃうんだ。

そして骨盤が開くと重心がからだの外側のライン、両足の小指側に偏っちゃう。そうすると必然的に膝が開いてO脚になっちゃうんだよね。

仰向けに寝て、内側のくるぶしよりも外側のくるぶしのほうが下がっていたり、靴の減り方が小指側に偏っていたりしたら要注意。

しっかりとアソコ筋を引きしめてからだを使おう。みるみる変わってくるよ。

ランチの後、仕事中にオナラがよく出て困る

オナラの正体のひとつは、口から飲み込んだ空気なの。同僚や友だちとのランチはおしゃべりしながら食べるから、普通よりもたくさんの空気を飲み込んじゃうわけ。

そしてもうひとつの原因は、腸内で発生したガス。イモを食べるとオナラが出るのは食物繊維が腸を刺激するから。また、動物性たんぱく質は消化しづらいので、腸内でくさーいガスを発生しやすい。

だから、オナラの頻度を減らしたいなら食物繊維を、においを防ぎたいなら動物性

たんぱく質をランチでとらないようにするといいよ。

それでもくさいオナラが続くようなら、腸内で食べかすが腐っているという合図です。食べる量をちょっと控えよう。

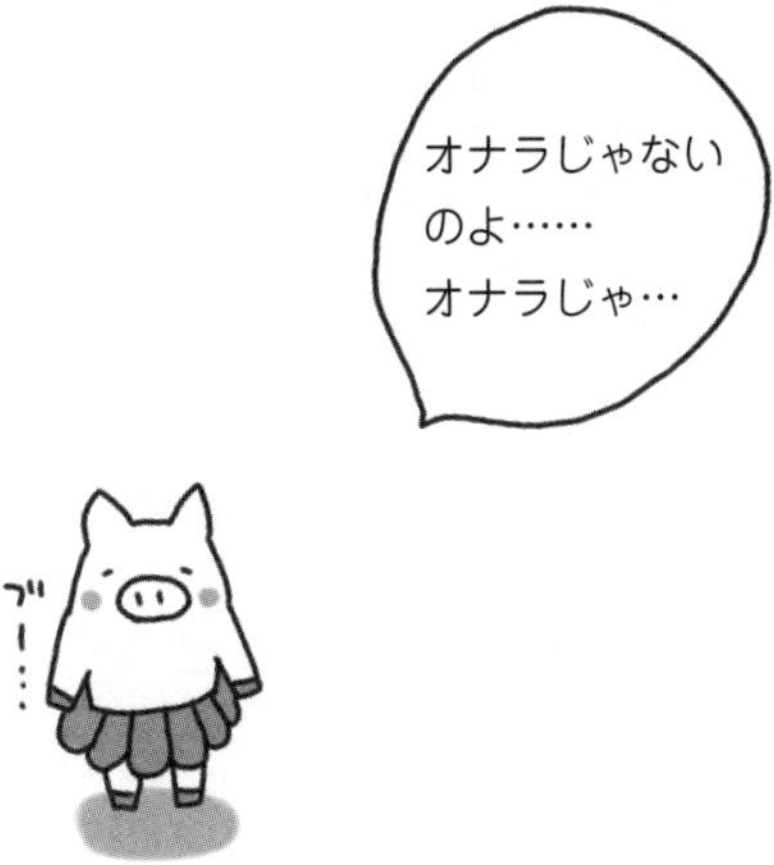

こんな悩みは私だけ?

セックスは、骨盤のコミュニケーション

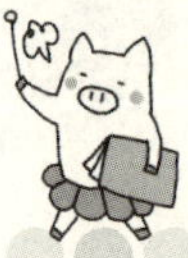

生理前にエッチしたくなる私ってヘン?

生理前の性欲はわりとよくある話なので、別にヘンじゃないよ。それもからだの要求なんだ。

私たちの性欲には2つの欲求があるの。ひとつは**種を残したいという欲求**、もうひとつは**骨盤をゆるめたいという欲求**。

生理前の性欲は、骨盤をゆるめて、生理に向かってスムーズに骨盤を開かせたい欲求から起こっているんだよ。だから自分の性欲をよく味わってみると、そのときによってちょっと違うのがわかる。

排卵のときは好きな人と一緒にいたい、したい、と思えるけど、生理前や、骨盤の緊張をとりたいようなときは、誰とでもいいからセックスしたい! みたいなちょっと雑な性欲なの。

男性に飽きられないからだって?

まず、からだの特性として、**男はそんなに飽きっぽくないつくりになってるの。**ひとつ気に入ればずーっとそれでいいような、直線的な行動特性を、こころにもからだにも持っているんだ。女のほうがよっぽど気が変わりやすいのよ、本来は。

だから次から次へと女を変えるような男は、腰の力のない、セックスしてるようでも独りよがりな、オナニーみたいなセックスをしているような男かもしれないな。

また、からだにも相性があるので、すべての男に飽きられないからだっていうのはないかもしれない。逆に相性がいいと、別れたくても別れられなくなるともいえると思う。

というわけで、「飽きられないからだ」というよりも、「男性にとって気持ちいいからだは?」ということを考えてみよう。

もちろん好みはあるだろうけど、**「気持ちよくなれる女性のからだ」**が一番気持ちいいはずなんだ。

よく勘違いされているようだけど、セックスのときにアソコを「しめる」っていうのは、自分の意志でしめるんじゃない。**勝手にしまるの。気持ちよくなるとしまっちゃうんだ。**

私たちがエクスタシーを感じるとき、骨盤と一緒に、子宮やチツはきゅうーっと収縮します。そのしまり方はおそらく男性にとって至福の刺激なんだと思うよ。


セックスが気持ちよくない。〝イク〟感覚がわからない

「イク」働きっていうのは、骨盤と子宮、チツの収縮だから、**自由に動ける弾力ある骨盤と元気なアソコ筋が大切。**固まった骨盤や、ゆるんだアソコ筋じゃイケないし、気持ちよくならない。元気な骨盤づくりは、幸せなセックスにも必須なんです。

また子宮の収縮という意味では、出産を経験して子宮が一度広がると収縮幅が大きくなるから、産後のほうが圧倒的にイケるようになる。特に妊娠中の大きくふわふわな子宮でするセックスはすごい！　まさにジェットコースターみたいなエクスタシーなの。男性にとってもマシュマロみたいなふわふわなチツにしめ上げられる快感ったらないんだから！

妊娠中に怖がってセックスしない人って多いけど、もったいないよ。それにセックスは、出産に必要な骨盤やチツのトレーニングにもなる。絶対安静と言われている妊婦以外はぜひ楽しんでほしいな。

オナニーのほうが気持ちいいんです

ズバリ、セックスとオナニーはまったく別物です。からだの使い方がまるで違うんだよね。

オナニーはイメージだから、要は頭を使って気持ちよくなる「頭の遊び」です。一方、**セックスはパートナーとの「からだを通したコミュニケーション」**で気持ちよくなるのね。

セックスは骨盤を使うので、いいセックスは骨盤を元気にしてくれるし、その後に満足感と幸福なリラクゼーションを与えてくれるけど、オナニーでは骨盤は元気にならないし、頭を使うから骨盤はたいしてゆるまない。せいぜいちょっと眠くなるくらいかな。

だから、オナニーのほうがいい人っていうのは、やっぱりセックスが気持ちよくなれる骨盤じゃないんだと思います。

また、実際セックスをしていても、コミュニケーションを大切にせずに、自分ばっかり気持ちよくなろうとしたり、目の前の相手にしっかり気持ちが向いていなかったら、それはセックスじゃなくて、オナニーなのよ。

深い、こころとこころが通い合うセックスなら、もしイケなくても、すばらしい幸福感やリラクゼーションや、骨盤の元気が得られるんだよ。

オナニーは悪くない、やりたかったら楽しもう。でもセックスの代用にはならないからね。セックスはコミュニケーションだということを忘れないで。

こんな悩みは私だけ?

妊娠・出産——大切なのは「ゆるむ」チカラ!

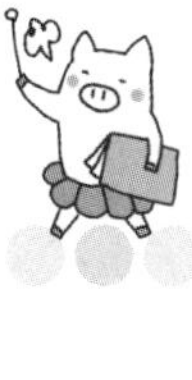

妊娠しやすいからだをつくることはできますか?

できます。妊娠しやすいからだのカギは、**ふんわりとした子宮ときちんと開ける骨盤**にあります。だから、からだに関していえば、頭の疲れをとって骨盤の動きをスムーズにすれば大丈夫。

そして**こころの使い方**が実は大切なんだ。

赤ちゃんはやっぱり授《さず》かりもの。つくるものじゃないんだよ。赤ちゃんをつくろう! っていう目標のためにセックスすると骨盤は引きしまっちゃう。

だけど、大好きな彼を受け入れよう、という動きは妊娠しやすい骨盤の使い方なの。

大好きな人と気持ちいいセックスした「結果」が妊娠なの。そして、そういうセックスをするのが一番妊娠しやすい。

エクスタシーで骨盤が引きしまる動きは排卵を誘発する動きでもあるし、きゅうーっと引きしまりながら精子を子宮まで吸い込んでくれるんだ。

ラクに、自然に産む方法ってありますか？

これはもう、きらくかんの得意中の得意！　おまかせください♪

ラクな出産のポイントはひとつだけ。**「赤ちゃんと仲よく10カ月過ごすこと」**。ウソみたいだけどこれだけなんです。

具体的には、とにかく何をするにも、赤ちゃんと一緒にやっている感じを忘れないこと。ご飯をつくるのも、会社に行くのも、一緒にやっていることを忘れないで行動するの。だから、赤ちゃんにいっぱいいっぱい話しかけよう。胎教とか大げさなことじゃなくてね。

赤ちゃんとのコミュニケーションがバッチリとれると、赤ちゃんの要求がそのまま

自分の要求に感じられます。だから後は自分がやりたいことをやって、やりたくないことをやらなければ、体調もよくなるし、お産もラクだし、育児も楽しいし、産後ウツなんてありえないのよ。

そして骨盤の緊張をとるために、目や頭をゆるめること。これも赤ちゃんとのコミュニケーションがとれていれば、目や頭を自然と使いたくなくなるので大丈夫。

妊娠中なのにお酒もタバコもやめられません

お酒やタバコがほしくなるのは、骨盤が開きたかったり、ゆるみたいからなのね。妊娠するとどんな人でも骨盤が開いてくるから、普段お酒を飲んだりタバコを吸う人でも妊娠すると必要なくなったりします。

妊娠してもまだやめられないっていう人は、**骨盤に緊張がある**はず。スムーズにゆるめられるように、頭や目の疲れをとってあげたり、股関節をゆるめてあげたりすると、自然とそういう要求がなくなってくるよ。

また、吸いたい（飲みたい）間は、吸って（飲んで）いい。

たしかに悪影響はあるし、赤ちゃんにも自分のからだにもいいとはいえないんだけど、**吸いたいのを我慢するからだの緊張のほうが、妊婦には大敵**なんです。赤ちゃんとしっかりコミュニケーションをとっていれば、大酒飲んだりヘビースモーカーになったりはしないはずだよ。

出産するとからだが悪くなるって本当?

産後、腰痛持ちになったとか疲れやすくなったとかいう声を聞いたことがある人もいるかもしれないけれど、出産するとからだが悪くなるというのは間違い。

出産すると、からだはどんどん元気になるし、パワフルになるし、精神的にもキャパシティーが大きくなるし、セックスも気持ちよくなれるし、もうもう**いいことづくめ**なんだから!

でも現実として、そうじゃない人、あきらかに悪くなっている人がたくさんいるのは、お産のせいじゃなくて、産前産後の過ごし方がよくないからなんだ。

妊娠中に赤ちゃんと仲よく楽しく過ごして、産後にしっかりからだを休めれば、女性のからだは今まで以上のいいからだに再生するようにできてるんです。

もっと詳しく知りたい人は、私の書いた『お産本』（女力計画刊・一般の書店には売ってないのでお求めはきらくかんへ）をぜひ読んでほしい。「子どもなんて…」と思ってた人でも産みたくなる、本当の出産と女性のからだのしくみがわかるよ。

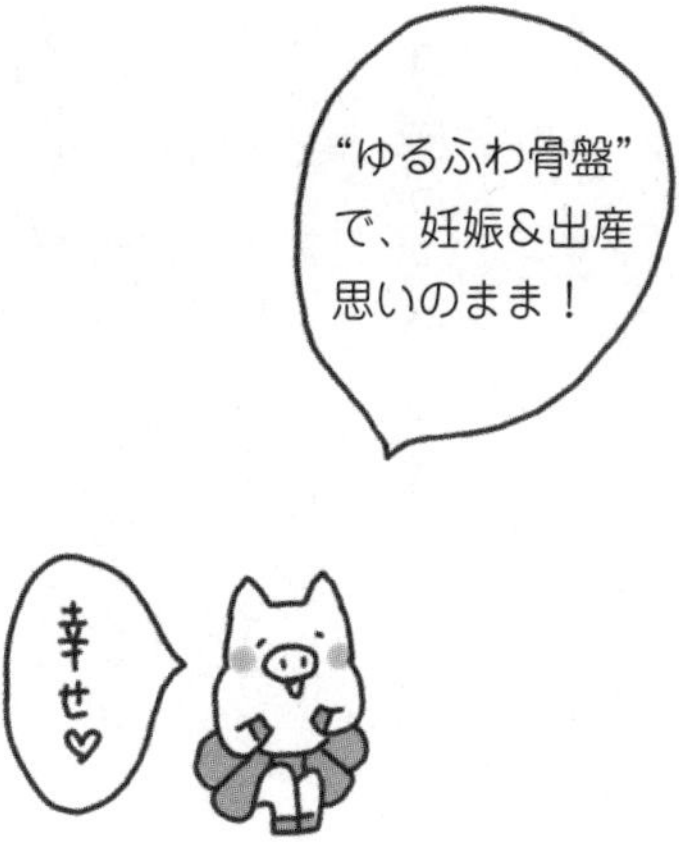

女は毎日、毎月、生まれ変わる！
――「しなやかなからだ」をつくる1カ月レシピ

女の特性は変化。生理や出産など生まれ変わるチャンスがいっぱい！
変化を楽しみながら、元気で幸せなこころとからだづくりをやってみよう。

私たちがやりたいことをできるのも、からだが思い通りに働いてくれるから。それを当たり前と思うか、ありがたいと思うかで、からだの元気度は全然違ってくるし、人生の豊かさも全然違ってきます。

「今日も一日ご苦労さま！」バスタイムは感謝の時間

整体をしてみると、からだに意識を向けて大切にしている人と、そうでない人は、感触で違いがわかります。大切にしている人のからだは触っても気持ちいい！　男子だってきっと触って気持ちいい女子が好きなはずだよ。

からだに意識を向ける時間として、とてもいいのがバスタイム。からだを洗いながら、とりあえず全身くまなく触るよね。今までは無意識に洗っていたからだに、ちょっと意識を向けて「今日も一日ありがとうね！」「調子はどう？」という気持ちで接してみよう。

気持ちよく立つ、気持ちよく歩く

「快はすばらしいガイドだよ、気持ちいいことを大切にしようよ」と、整体を受けにくる人たちに言うと、「でも先生、気持ちいいってどういう感じかわからないんです」と言われることもよくある。

気持ちいいっていう感じは、言葉の響きに受け身的な印象があるけれど、そうじゃないの。気持ちいいは、自分で探すもの、自分でなろうとするものなの。気持ちよくなるのを待っていても気持ちよくならないのね。

まずは身近な日常で探してみようよ。

気持ちよく歩く、とか気持ちよく立つ、とか。

「わからないなあ」で終わりにしないで、「これはどうだろう?」「こうしたらどうかな?」ってまず試す。気持ちいいかどうかは、頭の中ではわからない。からだを使っていろいろ試してみよう。

生理のリズムを楽しもう!

女性の骨盤は生理の周期に合わせて、チョウチョみたいに開いたり閉じたりしています。排卵のときに一番閉じてて、生理の2日目くらいが一番開いているの。

実はこのとき排泄されるのは子宮の中身だけじゃないんだよ。

骨盤が開くと、からだの中に抱えていた緊張やつかえまで、一緒に排泄してくれるの。からだの中心からの排泄であり、解放なんだ。

だから気持ちよく骨盤が開ける生理が来れば、出血と一緒にモヤモヤもイライラも、毎月リセットできちゃう! こんなすごいチャンス、利用しない手はないよね!

生理は出産のおけいこ

生理のときのからだの動きは出産のときの動きとそっくり！　気持ちいい生理の人は出産もラクだし産後も元気です。

生理があってセックスがあって妊娠・出産があって……これらはみんな別々のことじゃない、全部がつながっている。そのことを意識して、女の道を生きると、私たち女性はどんどん元気に、イキイキとしてくるんだ。

ポイントは「からだの緊張をとる」こと

骨盤が未熟だったり、頭の疲れで動きが悪かったりすると生理のリズムがスムーズにいかなくなりやすい。特に生理に向かう動きと生理中の動きが滞りやすいんだ。

生理のリズムを整えるポイントは、排卵後。生理に向かう時期と生理中にスムーズに骨盤を働かせてあげるためのサポートをしてあげることなの。どのケアも頭の緊張をとるケアだから、からだの感じに意識を向けて、気持ちよさを探しながらやってみよう。そしてケアの後は目を使わないようにね。

生理1週間くらい前

個人差はあるけど、生理前の不調が出はじめる頃。つまり生理に向かってからだが動きはじめる時期なんだ。動きが悪いと頭痛やイライラが起こりやすいはず。スムーズな流れをつくってあげよう。

首の温湿布（166ページ参照）

おしぼりをつくり、首のこっている側や頭痛のある側の首に温湿布してあげよう。冷めたら絞りなおしながら8分間。

生理1、2日目

ダイナミックで爽快な生理のために、目や頭の疲れをとって、骨盤の開きをスムーズにしてあげよう。

目の温湿布(166ページ)

足湯(164ページ)

生理3日目

開いた骨盤が下がってくる時期。頭の緊張があると、うまく下がってこられなくて、イライラ感があったりヒステリーっぽくなりやすかったり。

そんなときには神経の緊張をとる奥の手「尾骨の焼き塩湿布」で頭に上がった血

を下ろそう。1、2日目の経過がイマイチな人もどうぞ。

尾骨の焼き塩湿布（68ページ）

生理4日目

下がった骨盤が上がりながら閉じてくる時期。うまく経過させれば、閉じるだけじゃなくてヒップアップも期待できちゃう。
「卵巣ブリージング」で排卵に向けて卵巣を元気にさせて、生理を完了させてあげましょう。

卵巣ブリージング

①仰向けに寝て、卵巣（恥骨の両角のちょっと上のやや外側）に手を当てます。
②卵巣で息を吸ったり吐いたり、呼吸をするイメージをします。手は卵巣の位置を意識しやすくするために置いているので、そっと載せるだけでOK。

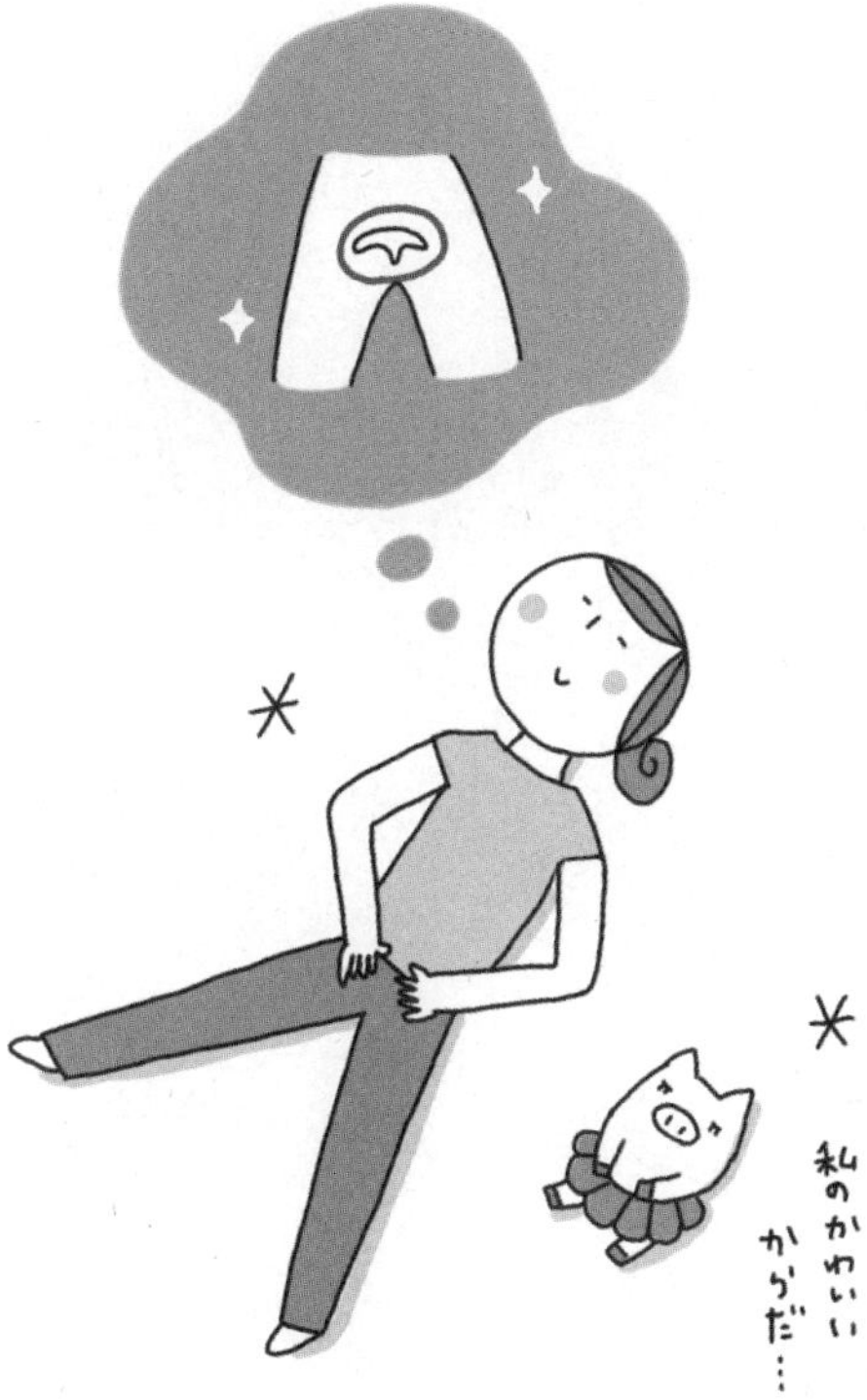

★卵巣にそっと手を当てて呼吸しよう

part 5

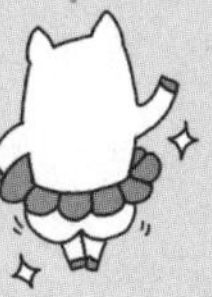

不思議！　気持ちまでラクに変わっていく！

——生まれ変わったみたいに爽快！

女を磨く「こころの使い方」5つのポイント

私たちはひとりでは生きていけない。生きていけなくはないけど、とんでもなく大変なこと。

「自立した女」「ひとりでも生きられる女」のつもりでも、ちっともひとりで生きてないのよね、実は。

ひとりで生きてやる！　と家を飛びだしてみても、乗る電車を運転している人、車両をつくってくれた人、車両を組み立てるネジをつくってくれた人、電車を動かす電気をつくってくれた人、それを運んでいる人……私たちが普通に生活している陰にはたくさんの人の力があるんだよね。

「自炊」っていったって、誰かが育てたお米を、誰かが精米して、誰かが袋詰めしてくれて、誰かがスーパーまで運んでくれたもの。それを買ってきて、たくさんの人がたくさんの工程を経てつくってくれた炊飯器に入れて炊いたっていうだけで、ひとりでやれたわけではないのよね。

便利な世の中を生きていると、そういうことを忘れてしまう。まるで自分が全部やってるみたいな感覚に錯覚してしまうんです。

でも本当は、**たくさんの人たちがいるから、今の自分がいられる。**

ひとりで生きているようでも、普通に生活する中にたくさんの人が関わっているんだよね。

毎日顔を合わせる同僚だけじゃなく、電車でたまたまとなりに座った、もう会うことはないかもしれない人も含めて、気持ちいいコミュニケーションをとれる生き方は、きっと人生を快適に、豊かにしてくれると思うよ。

社交的とか話し上手とか、そういうことではない、もっと深い、もっと広い意味でのコミュニケーション術を身につけて女を上げよう。

①まわりのせいにするのをやめる

今の私が楽しいのも、楽しくないのも、全部自分が選んできたことの結果。誰かのせいでも、環境のせいでもないんだよね。

たとえば「優柔不断の彼のせいで」と思っていても、その人を彼にしているのは自分の選択。

「部長ムカつく～！」って思っても、その部長のいる会社を辞めないのは自分の選択。

「だってお母さんに辞めちゃダメ！　って言われてるから」というのだって、「お母さんの言う通りにしている」のは自分の選択。逆らってもいいんだもん。

「犬が怖いのは子どもの頃に噛《か》まれたから」っていうのも、その経験に固執しているという自分の選択なんだよね。

子どもの頃はそうでも、今はもう変わりたいな、と思えば変われるの。トラウマに責任転嫁、下手すると前世に責任転嫁しちゃってる人がいるけど、それじゃあ幸せになれないんだ。

でもね、「みんな私のせいなんでしょ！　すべて私が悪いんだ」って自分を責めろっていうんじゃないんだよ。そうじゃなくて、**人やまわりを変えることは難しいけど、自分が変わるのは今すぐにでもできる**ってことが言いたいんだ。

つまり、まわりのせいにして生きるのをやめて、すべて自分から発生したことだと認めさえすれば、現実はどんどん変えられる、ということなんだよね。

そして、責任って重くてイヤなイメージを持たれがちだけど、そんなに悪いもんじゃない。「自分の責任」っていうのはいいかえると、「自分から変われる」っていうことなんだ。

責任っていうのは自由という意味でもある。「自由と責任」っていうのはセットになっているんだよ。

たとえば責任ある仕事とそうでない仕事を比べたって、責任があるというのは、自分の考えで仕事ができるんだからそっちのほうが断然楽しい。責任のない仕事なんて、いってみれば誰がやってもいいような仕事だから、面白くはないよね。

②「感謝するこころ」を深める

整体を通して、いのちのすばらしさや、いのちのコミュニケーションのありがたさを知るまで、私はどっちかっていうと感謝って苦手でした。

仕事も遊びも勉強もバリバリやって、なんでもかんでも自分でやってきたように思ってたところもあったし、何に関しても「当たり前でしょ?」って顔してたなあ。「ありがとう」なんて口では言っても本当にありがとうなんて思ってなかった。

私たちが普段何気なく使っている「ありがとう」という言葉。「ありがたい」っていうのは「有り難い」、つまり「普通は有り得ない」=「当たり前じゃない」ことなんだよね。

夫が家族を養うのは当たり前? 親が子どもを育てるのは当たり前?

法律でいくら決めたって、常識がどうだって、やりたくなければやらない人だっているんだもん。当たり前なんてないんだよ。赤の他人である妻に夫がお金を運んできてくれるなんて、よく考えてみれば有り得ない、とても有り難いことなはずだよ。「約束を守るのは当たり前」「男ならこうするのが当たり前」「女なら当たり前」「母親なら当たり前」「大人なら当たり前」「お金を払ったんだから当たり前」……。

私たちの中にある「当たり前」は、実は自分の頭で勝手につくった定義であって、ちっとも当たり前じゃないの。そして自分の勝手な定義に応えてくれる人たちはなんて有り難いんだろう。

無感覚に「ありがとう」をばらまくのではなく、自分の中のたくさんの「当たり前」を「有り難う」に変えると、自分の人生がいかに満たされていて幸せであるかに気がつくんだ。

人生を豊かにするのは仕事とかお金なんかじゃない。**感謝を深める、自分のこころの使い方**なんだよ。

③「自分らしさ」をきちんと知る

生き物すべてが一番嫌うものは**「コントロール」**です。

たとえその人のためになることであっても、たとえば「遅刻癖を直す」であろうと、「浪費癖を直す」であろうと、その人自身がそうなりたいと思わなければ変わらない。誰かが自分の行動を変えようとすることに対して、拒絶が生まれてしまう、コミュニケーションが途切れてしまうの。

だから「こういう彼になってほしい」と願えば願うほど、どんどん拒絶が大きくなっていくんだよ。

そしてそれは自分自身とのコミュニケーションでも同じこと。もっと言えば**自分とのコミュニケーションがまず基本**なのね。

自分とのコミュニケーションがうまくいかなければ、まわりの人とだってうまくいかない。

自分の要求を見ずに、こうなりたい、こういう女になりたいってコントロールしていると、拒絶が生まれてますますうまくいかなくなる。自分と上手につき合うためには、自分がどんな要求を持っているのかを知ることがスタートだよ。

そのガイドとなるのはやっぱり「快」という感覚！　コントロールをやめて気持ち

いい暮らしをしてみよう。

④「目標」だけでなく「プロセス」を大事にする

私は整体を始める前、心理療法を勉強していたんだけど、その中でも自己啓発とか自分磨き系のものが大好きだったの。

だけど、女性のからだを観るようになったら「おいおい、ちょっと待てよ、その自分磨き！」と思えるような人がたくさんいたんだ。

多くの自分磨きの方法には、まず目標を立てることがある。実は、目標が明確であればあるほど、実現率が高くなるのは事実なんだ。

ところが、目標を立ててそれに突き進む生き方をしていると、そのプロセスで自分が快なのか不快なのかを感じなくなっちゃうの。たしかにわき目もふらずに努力すれば目標への到達は早い。でもその途中の美しい景色を見ることのほうが、実は学びは大きいんだ。

目標をたくさん達成するよりも、そのプロセスを味わうこと、味わえる感性を持つことのほうが人生を豊かにしてくれるんだよ。

骨盤の動きをみても、**目標を立ててそれに向かう生き方をしていると、骨盤の動きも直線的になってしまって、女の幸せを握る開閉運動が苦手になっちゃうんだよ。**

自分の人生を方向づけるために目標を持つことはとても大切。

でも柔軟性を欠いた、あまりにガチガチの目標設定をすると、こころもからだもこわばってしまうので気をつけようね。

⑤男と女はぜんっぜん違う生き物

男と女って違うよね。ぱっと見が中性的でも、裸になったら男か女かはわかるよね。

骨格も、筋肉も、声も、生殖器の形も全然違う。性格も思考も、もちろん個人差はあるけど、男と女というくくりで見るとやっぱりずいぶん違うよね。

近頃は「男女平等」という言葉のために、どうもその違いが認識しづらくなっているのも事実だけど、やっぱり男と女は全然違うんだよ。

整体的に観ると、女性は骨盤の開閉運動が中心だけど、男性は上下や前後といった

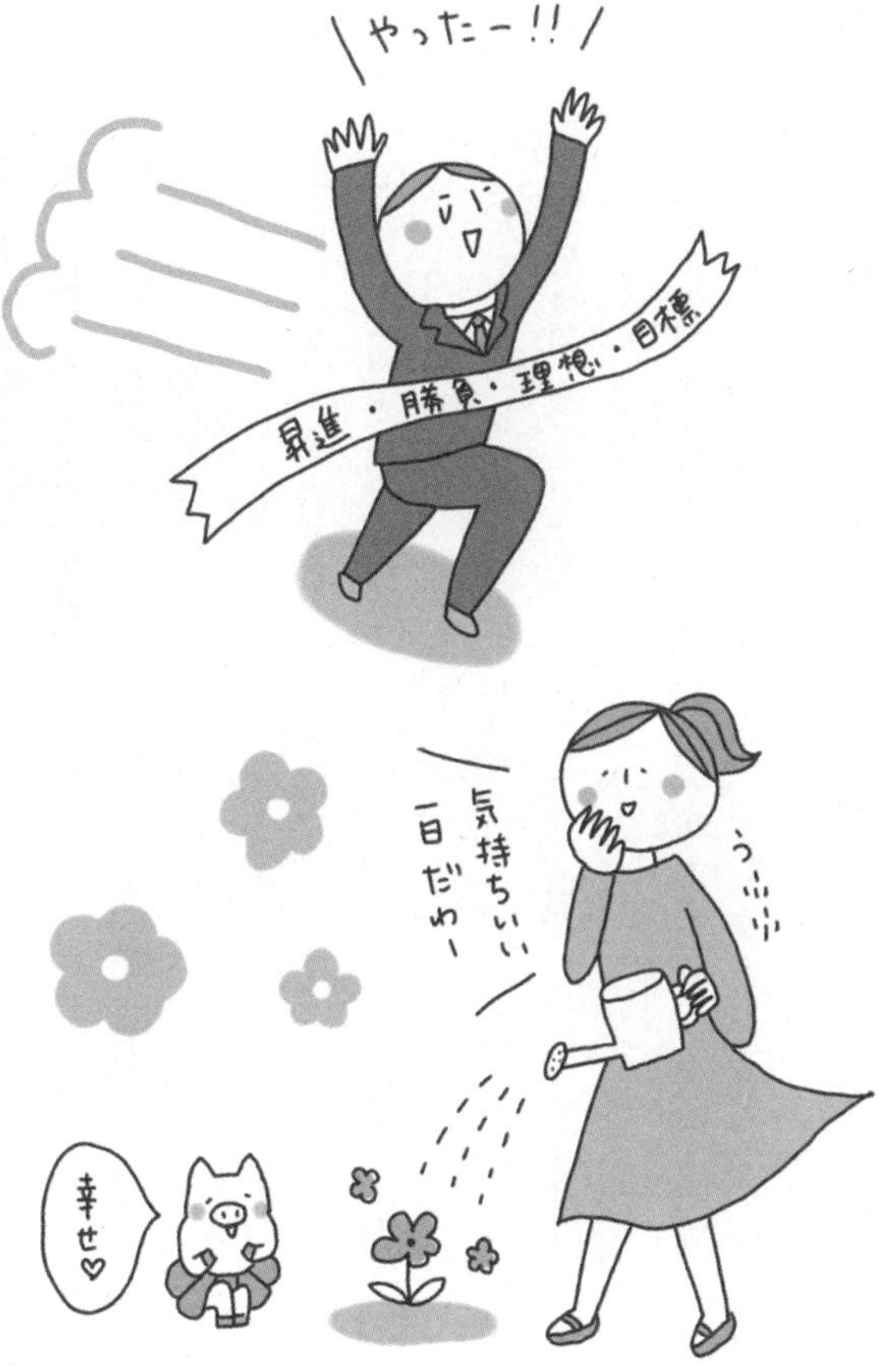
やったー!!
昇進・勝負・理想・目標
気持ちいい一日だわー
うふふ
幸せ♡

★男は「直線的な」生き物なんです！

直線的な動きが中心になっているのね。

だから思考や行動においても、男性は目標に向かって一直線に進んでいくような動きが得意。でも、収縮拡散のような開閉的な動きや曲線的な行動や思考は苦手。柔軟に変化していくのは、あまり得意じゃないんだ。

こんなに違う男と女、わかっているはずなのに「どうして私ができることをあなたはできないの?」「どうして私の考えをわかってくれないの?」なんて男を責めていることって多いよね。

本当はできるわけないし、理解できるわけないの。だって特性が違うんだもん。

本当の男女平等は同じことをするのではなくて、お互いの特性をイキイキと発揮できる生き方のことなんだ。

そして最近増えている中性的な人たちは、私から見れば、中性化じゃなくて無性化しているように見える。これにはちょっと危機を感じるの。生きる力の弱さを感じるんだ。

だけどそれも変わるんだよ。自分のいのちの要求や「快」をじっくり感じながら、個々の特性をイキイキと発揮して暮らしていくと、どんどん生きるパワーがわいてくるんだ。

「男だから」「女だから」じゃなく、「自分」の強みを見つけよう。

そうすれば、からだもこころも毎日も、どんどんラクに変わっていくはずです。

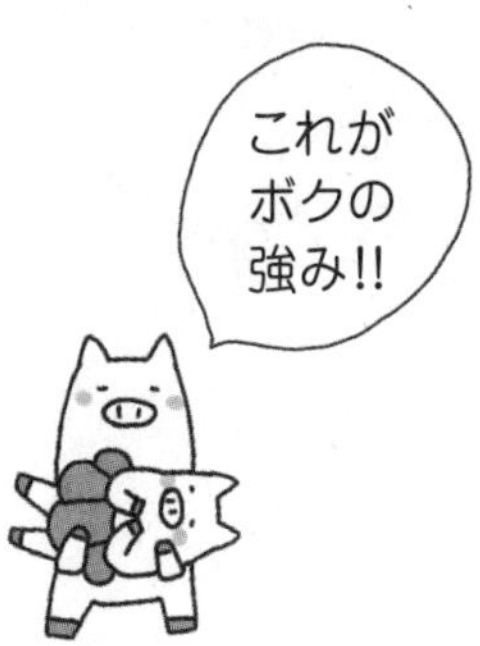

おわりに

私たちのすべての行動の根っこには「生きるために」という理由があります。
生きるために食べ、
生きるために眠り、
生きるために働きます。

また、自分のいのちに不安があると
生きるためにほかのものを蹴落とし、
生きるための見栄を張り、
生きるためにウソをつき、
生きるために上に立とうとします。

今、世の中にあふれているたくさんの犯罪や、

人をだまして儲けるような会社が存在するのは
自分のいのちに対する不安感から起こる行動。
決していいことではないけれど、
やはりどれも「生きるための行動」なのです。

だけどもし、そんな人たちが
いのちのすばらしい働きに気がついて
「生きているだけで、もう自分は完璧なんだ！　大丈夫なんだ」
ということに気がついたら、
人を蹴落としたり、傷つけたり、
自分だけが儲けたりしようとしなくていいことに気がつくと思います。

今はその「いのち」という感覚が失われているような気がします。
いのちがいつも働いているということ、いのちがあるからできること、
それを思い出せば、もっとみんなが仲よく生きられるはずです。

「からだって面白い！　そのからだは、生きてるからあるんだな」
その当たり前のことに気づくことは、
自分が元気になるだけではなく、
いのちの働きのすばらしさや、いのちの大切さに気づき、
生きやすい世の中をつくっていくことになると思います。

私たちの仕事「整体」は腰痛を治したり、肩こりをとるだけではなく、
それをきっかけとして、いのちの働きのすばらしさを伝える仕事なのです。

どうぞ、からだと仲よくなって、それを実感してください。
そうすれば世界の平和はあなたから始まっていきます。

奥谷まゆみ

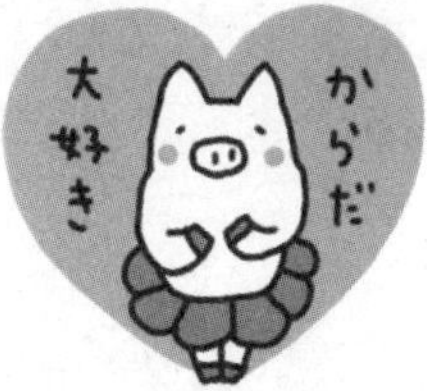
からだ
大好き

本書は、本文庫のために書き下ろされたものです。

骨盤《こつばん》リセット！

著者　奥谷まゆみ（おくたに・まゆみ）
発行者　押鐘冨士雄
発行所　株式会社三笠書房
〒102-0072 東京都千代田区飯田橋3-3-1
電話　03-5226-5734（営業部）03-5226-5731（編集部）
http://www.mikasashobo.co.jp
印刷　誠宏印刷
製本　宮田製本

©Mayumi Okutani, Printed in Japan ISBN978-4-8379-6462-9 C0136

本書を無断で複写複製することは、
著作権法上での例外を除き、禁じられています。
落丁・乱丁本は当社営業部宛にお送りください。お取替えいたします。
定価・発行日はカバーに表示してあります。

王様文庫

王様文庫

読むだけで運がよくなる77の方法

リチャード・カールソン【著】
浅見帆帆子【訳】

シリーズ累計24カ国で2600万部突破！ 365日を〝ラッキー・デー〟に変える77の方法。朝2分でできる開運アクションから、人との「縁」をチャンスに変える言葉まで、「強運な私」に変わる〝奇跡〟を起こす1冊！『〝こうだといいな〟を現実に変えてしまう本！』（浅見帆帆子）

3日で運がよくなる「そうじ力」

舛田光洋

10万人が実践し、効果を上げた「そうじ力」とは——①換気する②捨てる③汚れを取る④整理整頓⑤炒り塩、たったこれだけで、人生にマイナスになるものが取りのぞかれ、いいことが次々起こります！ お金がたまる、人間関係が改善される……etc. 人生に幸運を呼びこむ本。

「しぐさ」を見れば心の9割がわかる！

渋谷昌三

言葉、視線、声、手の動き、座り方……ちょっとしたコツがわかれば、相手の心理を見抜くのはとても簡単なこと。本音は隠したくても隠せないものなのです。人望のある人、仕事のできる人、いい恋をしている人はもう気づいている⁉ 〝深層心理〟を見抜く方法！

K30120